重庆大坪医院

眼科 病例精解

刘 莛 刘 玮 李崇义 主编

科学技术文献出版社
SCIENTIFIC AND TECHNICAL DOCUMENTATION PRESS
·北京·

图书在版编目（CIP）数据

重庆大坪医院眼科病例精解/刘莛，刘玮，李崇义主编. —北京：科学技术文献出版社，2024.4

ISBN 978-7-5235-1207-4

Ⅰ.①重…　Ⅱ.①刘…　②刘…　③李…　Ⅲ.①眼病—病案　Ⅳ.①R77

中国国家版本馆 CIP 数据核字（2024）第 055218 号

重庆大坪医院眼科病例精解

策划编辑：蔡　霞　　　责任编辑：蔡　霞　　　责任校对：王瑞瑞　　　责任出版：张志平

出　版　者　科学技术文献出版社
地　　　址　北京市复兴路 15 号　邮编 100038
编　务　部　（010）58882938，58882087（传真）
发　行　部　（010）58882868，58882870（传真）
邮　购　部　（010）58882873
官 方 网 址　www.stdp.com.cn
发　行　者　科学技术文献出版社发行　全国各地新华书店经销
印　刷　者　北京虎彩文化传播有限公司
版　　　次　2024 年 4 月第 1 版　2024 年 4 月第 1 次印刷
开　　　本　787×1092　1/16
字　　　数　211 千
印　　　张　18.25
书　　　号　ISBN 978-7-5235-1207-4
定　　　价　188.00 元

《重庆大坪医院眼科病例精解》

编 委 会

主　编　刘　莛　刘　玮　李崇义

编　委　（按姓氏拼音排序）

邓　静　耿　钊　郝晓莉　胡宗莉　黄　阳

刘　华　谭　珺　谭　笑　王志强　徐　燕

　　眼健康是全民健康的重要组成部分，视觉是在生命得到保障前提下影响生活质量的第一要素。眼科疾病常见，覆盖全生命周期，病因繁杂，临床表现各异，如果得不到及时诊断和合理治疗，就有可能会造成视觉损伤甚至盲的严重后果，特别是不可逆的神经性致盲眼病。虽然医学科学的发展已经为我们提供了许多先进的诊疗手段，积累了处理各类眼病的丰富知识，但眼科临床仍然是"活跃"的战场。眼科医生要从患者的陈述和表现中理出头绪，结合相应的临床及实验室检查发现，进行逻辑推理、分析判断，才能做出准确的诊断，并给予合理治疗。临床医学既需要经验积累又需要循证支持。临床上细致地观察病例，认真地分析和总结，不但可使我们获得宝贵的诊疗经验，还可启发我们凝练科学问题进行专题研究，并开展相关的临床试验获取循证医学证据，建立新的诊疗规范和指南。眼科医生在繁重的临床工作中，及时收集各类典型病例、疑难病例、罕见病例，进行系统归纳总结，不仅能使眼科医生获得更多的经验和理论知识的提高，还可作为临床教学和临床病例讨论的素材，培训更多的医生，促进临床眼科诊疗水平的不断提升，是一件具有积极意义的工作。

　　为此，重庆大坪医院眼科组织中青年眼科医生共同编写了《重庆大坪医院眼科病例精解》一书，内容涉及影像判读、疾病诊断、治疗转归及预后等多个方面，详细精解了30例眼科典型、疑难、罕见病例的诊治过程，涵盖了眼科基础理论、临床一线的标准治疗、编者的临床经验总结、新的前沿进展，以及疾病诊治的心得体会，尤其是典型

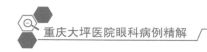
病例直观地再现了一种疾病的发生、发展和转归过程，有助于提高医生对疾病全过程的认识和诊疗能力水平。相信本书对于眼科及广大基层医疗机构（县级医院、乡镇医院以及社区医疗服务中心）的临床医生，也对广大研究生、进修生、医学院校学生，均可以作为其工作和学习的宝贵工具书及辅助参考资料，并且还能从这些案例中学到实用的临床分析技巧和融会贯通的医学知识。

今天，欣慰地见到了重庆大坪医院眼科将其多年来的临床病例诊疗经验编辑出版，与同行们分享他们的丰富经验和深厚知识的总结，为他们点赞！这不仅助力于全国临床眼科诊疗水平的提升，更为眼科的学科建设添砖加瓦，为民众的眼健康保驾护航，这也是我们眼科人的美好愿望。衷心祝愿重庆大坪医院眼科继续耕耘，多出好书，为中国眼科事业的发展做出更大贡献。

祝贺本书的出版！谨向全国的眼科医生隆重推荐。

中华医学会眼科学分会候任主任委员
复旦大学附属眼耳鼻喉科医院主任医师、教授

孙兴怀

2024 年 3 月

推荐序2

重庆大坪医院眼科要出版一本典型和疑难眼病病例诊疗书，我很荣幸被邀请为这本书作序。重庆大坪医院眼科一直致力于中国眼科事业的发展，如今已成为集医疗、教学和科研为一体的综合性眼科，设备先进，技术力量雄厚，学术地位突出，科研成果显著，拥有一大批临床实践经验丰富的专家，在全国综合型医院名列前茅。作为眼科学和视光学临床融合发展的践行者和亲历者，我见证了医学事业的快速进步和重庆大坪医院眼科的蓬勃发展。今天，又看到了重庆大坪医院组织中青年眼科医生，根据临床一线诊疗经验，集体编撰了这部实用、易懂、全面的《重庆大坪医院眼科病例精解》，为眼科学的发展添砖增瓦，我的心情尤为激动和欣慰！

我推荐这本书的理由是：对于眼科和眼视光的医生和医护人员来说，医疗实践中的临床病例是非常重要的，因为这是诊断和治疗疾病的重要依据。本书详细讲解了眼科典型、罕见、疑难病例诊断与治疗，从影像判读、疾病诊断、治疗及转归、预后等多方面进行了分析，集专科的深入探讨与多学科的密切合作为一体。内容涵盖眼底病、青光眼、白内障、眼眶病、角膜病、眼外伤、斜视、泪器病及眼屈光等，涉及玻璃体切割术、复杂性视网膜脱离修复术、抗血管内皮生长因子治疗、微创青光眼滤过术、飞秒激光辅助白内障超声乳化吸除术+三焦点人工晶状体植入术、角膜移植术、个性化飞秒激光手术、眼外伤修复手术等多种治疗方法。

本书的突出特点是简明扼要，条理分明，图文并茂。阅读时将文

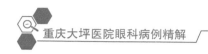
字与插图对照，使读者对眼科病例的诊治认识更形象，理解更深刻，更易了解各种眼病的临床表现，掌握其诊断、鉴别诊断，以及治疗原则和具体方法，从而提高自己的诊治水平。

重庆大坪医院眼科将其宝贵的眼科病例治疗经验编辑成书是对中国眼科界的重要贡献，它将为基层医务工作者、实习医生、低年资住院医师及医学学生提供一套好学易用的参考书，相信本书将会大有裨益于广大眼科医生的临床实际工作。

为此，希望他们继续耕耘，多出好书，为中国眼科事业的发展做出更大贡献。在本书即将出版之际，谨记数语，是为序。

山东省眼科医院院长

山东省眼科学重点实验室主任

山东省眼科研究所所长

史伟云

2024 年 3 月

前　言

　　本书是中国人民解放军陆军军医大学陆军特色医学中心眼科（重庆大坪医院眼科）从众多病例中精心挑选的 30 例临床病例的经验总结，内容涵盖眼底病、青光眼、白内障、眼眶病、角膜病、眼外伤、斜视、泪器病及眼屈光等。涉及玻璃体切割术、复杂性视网膜脱离修复术、抗血管内皮生长因子治疗、微创青光眼滤过术、飞秒激光辅助白内障超声乳化吸除术＋三焦点人工晶状体植入术、角膜移植术、个性化飞秒激光手术、眼外伤修复手术等多种治疗方法。本书从影像判读、疾病诊断、治疗及转归、预后等多方面进行分析，既有临床一线的标准治疗，又有新的前沿进展；既有疾病诊治的心得体会，又有得出诊断的曲折经历；集专科的深入探讨与多学科的密切合作于一体，是集体智慧的结晶，能使读者对眼科疾病有更全面和深入的了解。

　　本书所有病例全部来自临床，通过对眼科典型、罕见、疑难病例诊断与治疗的讲解，可以培养基层医生的临床思维，不失为一本对基层医务工作者、实习医生、低年资住院医师及医学学生有实际指导意义的参考工具书。本书为编者倾心之作，希望能为眼科学的继承和发展尽绵薄之力。

目 录

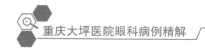

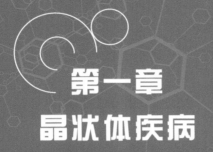

第一章
晶状体疾病

病例1 年龄相关性白内障

 病历摘要

【基本信息】

患者，女性，57岁。

主诉：左眼视物模糊2年余。

现病史：患者2年前无明显诱因左眼逐渐出现视物模糊，不伴眼红、眼痛等症状。为提高视力，来门诊就诊，要求行左眼白内障手术，且要求术后不戴镜即可获得各个视程的清晰视力。患者生命体征平稳，精神、食欲佳，大小便正常。

既往史：无特殊。

个人史：无特殊。

【眼科检查】

视力：右眼 1.0（ +0.25 DS/ -0.75 DC×80 → 1.0），左眼 0.4（ -0.75 DS → 0.5 -）；非接触眼压计测量眼压：右眼 17.2 mmHg，左眼 19.2 mmHg；角膜内皮细胞计数：右眼 2541 个/mm^2，左眼 2656 个/mm^2；双眼结膜无充血，角膜透明，KP（ -），前房深度正常，Tyn（ -），闪辉（ -），瞳孔圆，直径约 3 mm，光反射灵敏；晶状体：右眼 C2N2P1，左眼 C4N2P2（图 1 -1）；眼底：双眼视乳头色可界清，黄斑中心凹反光可见，视网膜在位。

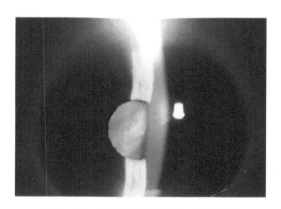

图 1 -1　左眼晶状体混浊 C4N2P2

【辅助检查】

患者进行了 Pentacam、OPD、IOLMaster 检查（图 1 -2 至图 1 -4），其结果：前房深度 2.50 mm；角膜曲率 K1 43.0 D、K2 43.6 D；角膜散光 0.6 D；高阶像差：角膜 0.120 μm，Kappa 角 0.10 μm；晶状体型号：TFNT00 +19.50 D（ -0.01 D）。

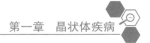

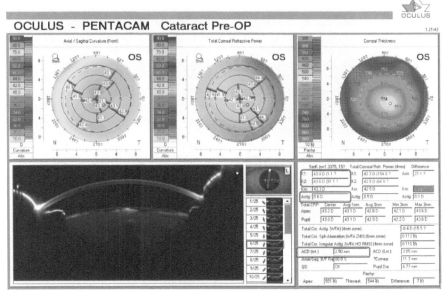

前房深度 2.50 mm；角膜曲率 K1 43.0 D、K2 43.6 D；角膜散光 0.6 D。

图 1 - 2　Pentacam

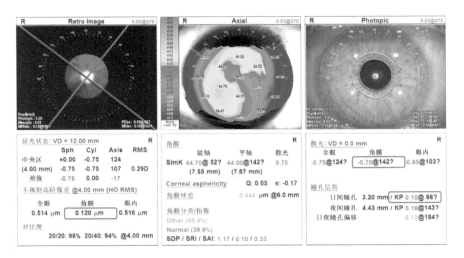

高阶像差：角膜 0.120 μm，Kappa 角 0.10 μm。

图 1 - 3　OPD

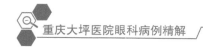

图 1 - 4   IOLMaster

【诊断】

双眼年龄相关性白内障（右眼初发期，左眼膨胀期）；双眼屈光不正。

【治疗经过】

根据辅助检查结果，Pentacam、OPD、IOLMaster 的相关指标均符合手术要求。行左眼飞秒辅助下 3D 数字化白内障超声乳化联合 PanOptix 植入术；晶状体型号：TFNT00 + 19.50 D （ - 0.01 D）。

【随访】

术后 3 个月眼科复查。视力：右眼 1.0 （ + 0.25 DS/ - 0.75 DC × 80→1.0），左眼远（5 m） 1.0、中（60 cm） 0.8、近（40 cm） 1.0；非接触眼压计测量眼压：右眼 18.1 mmHg，左眼 16.6 mmHg；

双眼结膜无充血，角膜透明，KP（-），前房深度正常，Tyn（-），闪辉（-），瞳孔圆，直径约 3 mm，光反射灵敏；晶状体：右眼 C2N2P1，左眼人工晶状体位正；眼底：双眼视乳头色可界清，黄斑中心凹反光可见，视网膜在位。

病例分析

白内障是目前全球第 1 位致盲性眼病。随着全球总体人口平均寿命的提高，人口老龄化已成为全世界面对的共同趋势，白内障患者的数量也逐年攀升。而人们对白内障手术的要求也由原来单纯的复明手术逐渐提高为个性化的屈光手术，手术方式由囊内摘除术、超声乳化吸除术一路走到了飞秒激光辅助白内障超声乳化手术。同时，各种新型功能性人工晶状体也广泛应用于临床，其中三焦点人工晶状体可为术后患者提供远、中、近全程视力，重建更加接近生理状态的立体视觉。因此，在年龄相关性白内障的治疗中，对于要求达到更高视觉质量的患者，飞秒激光辅助白内障超声乳化联合三焦点人工晶状体植入术成为首选。

人工晶状体为人工合成材料制成的眼内透镜，人工晶状体植入术是白内障摘除术后无晶状体眼和（或）屈光不正眼的常用矫正方法。近年来，随着屈光性白内障手术及精准医疗理念的普及，人工晶状体的材质、形状设计和功能也在不断改良、更新和多样化，根据植入后可否恢复不同距离的视物能力可将其分为单焦点人工晶状体和多焦点人工晶状体。单焦点人工晶状体：植入后仅可恢复视远或视近清晰视力，对应视近或视远时须配戴眼镜。双焦点人工晶状体：基于折射或衍射，使光线经人工晶状体产生 2 个焦点，人眼根据同时知觉原理，还原较清晰图像，抑制模糊图像。双焦点人工晶状体初步解决了人工晶状体眼远近视物问题，但仍存在中距离视力

笔记

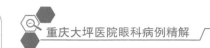

稍差的缺点。三焦点人工晶状体：光学部中央为衍射型，周边为折射型，通过阶梯渐进衍射设计，使人工晶状体从中央到周边逐渐修正物象，将中焦点的二阶衍射波与近焦点重合设计，进一步提高光能利用率。例如，新型老视矫正型人工晶状体，可改善中距离视力，减少光干扰现象，提升夜间视觉质量，适用于有远、中、近全程视力需求的患者，尤其适用于日常生活中阅读手机、使用计算机等中距离视力需求较多的患者。目前的研究结果表明，三焦点人工晶状体的中距离视力优于双焦点人工晶状体，而两者在远和近距离视力、对比敏感度、患者手术满意度方面均无明显差异。

在进行老视矫正型人工晶状体的患者选择时，应考虑一系列因素，如患者期望值、眼部疾病，瞳孔大小和屈光不正。此外，术前与患者解释各种人工晶状体的局限性非常重要，可以让患者的期望更加切合实际。再者，在选择老视矫正型人工晶状体时，对职业和专业的要求非常重要。例如，由于夜间出现光学现象的风险增加，飞行员和职业夜车司机不是多焦点人工晶状体的合适人选。有长时间在昏暗环境中近视力需求的患者，使用全光学部非衍射型多焦点人工晶状体可能会更好。不能很好适应双焦眼镜的患者可能对于多焦点人工晶状体的适应也会很差，这是因为这些患者对新视觉环境的适应性不佳，单焦点人工晶状体可能是他们更好的选择。同时年龄也是患者选择的重要因素。随着年龄增长，一些情况变得越来越普遍，如视神经病变、黄斑变性和干眼症，这可能会加重多焦点人工晶状体植入后对比敏感度的下降。

飞秒激光辅助白内障超声乳化手术在整体上提升了手术的准确性、可预测性和安全性，最大限度减少了眼内操作，并减少了对眼组织的损伤。飞秒激光是目前人类获得的最短脉冲激光（超短脉冲宽度 10^{-15} s 量级，波长 1030 ~ 1053 nm），激光脉冲聚焦到组织中，产生光爆破，生成二氧化碳、氮和水气泡，使组织分离，由于靶向区

笔记

域聚焦定位精准，不损伤周围组织，因此也称为精准手术。2009 年，Nagy 等首次报道了飞秒激光辅助白内障手术的案例，随着相关研究的逐渐增多，人们对飞秒激光从陌生质疑到熟悉接受，飞秒激光辅助白内障手术成为国内外白内障手术的一种趋势。

因此，对于追求更优视觉质量的三焦点人工晶状体植入术的患者，基于飞秒激光辅助的精准性和安全性，飞秒激光辅助白内障超声乳化手术成了目前的首选术式。

适应证：①希望减少术后阅读对眼镜的依赖，对远、中、近视力均有较高要求的患者。优先推荐相对年轻、眼底条件较好、未合并影响视力的其他眼病的白内障患者。②一般要求预计术后散光度数≤1.00 D；对于既有术后预计散光度数要求又有全程视力需求的患者可选择 Toric 多焦点人工晶状体（monofocal intraocular len，MIOL）；对于预计术后散光度数较大且坚持植入 MIOL 的患者，可在患者知晓手术风险的前提下谨慎选用 MIOL，术后可通过角膜屈光手术等对残留散光度数进行矫正。③建议暗室下瞳孔自然直径为 3.0 ~ 5.5 mm。④Kappa 角 < 0.5 mm 或 Kappa 角小于 MIOL 中央折射光学区直径的一半。

绝对禁忌证：①合并进行性加重的视网膜疾病，如糖尿病视网膜病变、黄斑变性、视网膜前膜、玻璃体黄斑牵引综合征、Stargardt 病、视网膜色素变性及严重视神经疾病的患者；②小眼球、超高度近视眼、瞳孔明显异常、角膜严重病变、严重不规则散光、慢性葡萄膜炎、青光眼、晶状体囊膜及悬韧带明显异常、大度数交替性斜视等眼部器质性疾病以及弱视患者等；③已知严重精神性、心理性疾病患者，不推荐植入 MIOL。

术后目标屈光度数一般设定在 0 ~ ±0.50 D。IOL 度数的确定还需要参考术前验光度数及患者的生活习性。建议主视眼目标屈光状态为正视，以确保患者拥有更好的远视力，非主视眼根据患者的

7

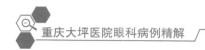

屈光状态和偏好进行选择。若患者侧重中、远视力可选择正视；若患者有较高的近视力要求，可保留 -0.50 D。

术前建议进行角膜像差分析以明确高阶像差，角膜中央直径 4 mm 区域总高阶像差（Total HOA）< 0.3 μm 的患者可推荐植入 MIOL，超出此范围的患者谨慎植入，> 0.5 μm 的不建议植入。

此外，以下情况不适合选择飞秒激光手术：①眼眶、眼睑或眼球解剖结构异常致飞秒激光无法正常操作，如睑裂狭小、眼睑变形；②患者无法主动配合手术，如眼球震颤、术中无法固视配合、头位不能处于正常位置或因全身性疾病不能仰卧；③合并妨碍角膜压平的角膜疾病（非接触式设备除外）；④合并干扰激光光束的角膜混浊等；⑤角膜后弹力层膨出，具有角膜破裂风险；⑥近期反复发作感染性角膜疾病；⑦前房内存在血液或其他物质（如硅油等）；⑧低眼压或有角膜植入物存在。

以下情况需要慎重考虑手术：①小睑裂；②散大瞳孔直径 <5 mm，瞳孔异位；③未控制的青光眼或存在薄壁滤过泡；④大而肥厚的翼状胬肉，较严重的球结膜松弛症；⑤晶状体明显异位。

📋 病例点评

对于远、中、近视力均有较高要求的相对年轻、眼底条件较好、未合并影响视力的其他眼病的白内障患者，可采用飞秒激光辅助白内障超声乳化联合三焦点人工晶状体植入术。

在选择三焦点人工晶状体时需要综合考虑患者年龄、眼部是否合并其他疾病、用眼习惯、对视力的要求及暗室下瞳孔自然直径、Kappa 角和高阶像差等因素。

飞秒激光辅助白内障超声乳化手术由于其更好地预测性、精准性、安全性，特别适合选择三焦点人工晶状体的白内障患者。

笔记

参考文献

1. 我国飞秒激光辅助白内障摘除手术规范专家共识（2018 年）. 中华眼科杂志，2018，54（5）：328 - 333.

2. LUNDSTROM M, DICKMAN M, HENRY Y, et al. Femtosecond laser-assisted cataract surgeries reported to the European Registry of Quality Outcomes for Cataract and Refractive Surgery：baseline characteristics, surgical procedure, and outcomes. J Cataract Refract Surg, 2017, 43（12）：1549 - 1556.

3. COCHENER B, LAFUMA A, KHOSHNOOD B, et al. Comparison of outcomes with multifocal intraocular lenses：a meta-analysis. Clin Ophthalmol, 2011, 5：45 - 56.

4. 中华医学会眼科学分会白内障及人工晶状体学组. 中国人工晶状体分类专家共识（2021 年）. 中华眼科杂志，2021，57（7）：495 - 501.

5. 耿钊. 飞秒激光辅助白内障超声乳化手术瞳孔直径、眼内压变化及药物干预的临床研究. 中国人民解放军陆军军医大学，2020.

6. HE L, SHEEHY K, CULBERTSON W. Femtosecond laser-assisted cataract surgery. Current Opinion in Ophthalmology, 2010, 22（1）：43 - 52.

7. 中国多焦点人工晶状体临床应用专家共识（2019 年）. 中华眼科杂志，2019（7）：491 - 494.

8. 陈心怡. 飞秒激光辅助白内障手术和传统超声乳化白内障手术在硬核白内障应用的对比研究. 杭州：浙江大学，2018.

（耿钊　整理）

病例 2　Weill-Marchesani 综合征

📋 病历摘要

【基本信息】

患者，男性，50 岁。

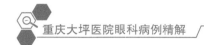
主诉：双眼视力下降1年。

现病史：患者1年前无明显诱因出现双眼视力下降，无眼痛、畏光、流泪、视物变形、头昏、头痛等症状。

既往史：患者自幼双眼高度近视病史。

个人史及家族史：无特殊。

【体格检查】

患者身材矮胖，手指短粗，余无特殊。

【眼科检查】

视力：右眼数指/50 cm（−20.0 D→0.4），左眼数指/20 cm（−20.0 D→0.03）；眼压：右眼17.6 mmHg，左眼15.6 mmHg；双眼眼睑无下垂及倒睫，挤压泪囊区无分泌物，眼球无突出或凹陷，结膜无充血，角膜透明，KP（−），巩膜无黄染及结节增生，前房深度正常，Tyn（−），虹膜纹理清，未见粘连、新生血管，瞳孔圆，直径3 mm，对光反射灵敏，晶状体混浊（图2−1），呈球形，散瞳后可见晶状体赤道部及悬韧带（图2−2），玻璃体混浊，眼底隐约见豹纹状改变，视网膜在位。

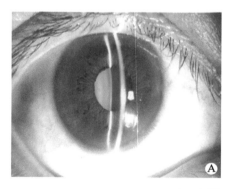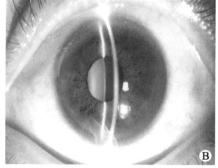

A. 右眼；B. 左眼。

图2−1　眼前段照相显示双眼晶状体混浊

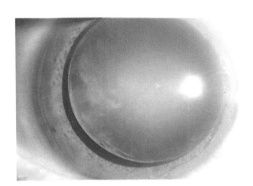

图2-2 右眼晶状体半脱位，可见悬韧带

【辅助检查】

IOLMaster 检查：双眼晶状体厚度显著超过正常水平，眼轴稍长，前房深度无明显异常（图2-3）；B超检查：双眼玻璃体混浊（图2-4）；视乳头 OCT 检查：双眼视网膜神经纤维层厚度无明显异常（图2-5）。

OD 右		IOL 计算		**OS** 左	
(●)				(●)	
		眼睛状态			
LS: 有晶状体		VS: 玻璃体	LS: 有晶状体		VS: 玻璃体
Ref: ---		VA: ---	Ref: ---		VA: ---
LVC: 未治疗	LVC 模式: -		LVC: 未治疗	LVC 模式: -	
目标屈光度: 平光		SIA: +0.00 D @ 0°	目标屈光度: 平光		SIA: +0.00 D @ 0°
		生物统计值			
AL: 25.51 mm	SD: 20 μm		AL: 25.47 mm (!)	SD: 29 μm	
ACD: 3.33 mm (!)	SD: 18 μm		ACD: 2.76 mm	SD: 5 μm	
LT: 5.90 mm	SD: 18 μm		LT: 5.89 mm	SD: 9 μm	
WTW: 12.1 mm			WTW: 12.2 mm		
SE: 42.39 D	SD: 0.01 D	K1: 41.93 D @ 3°	SE: 42.53 D	SD: 0.00 D	K1: 42.47 D @ 37°
ΔK: -0.92 D @ 3°		K2: 42.85 D @ 93°	ΔK: -0.11 D @ 37°		K2: 42.59 D @127°
TSE: ---		TK1: ---	TSE: ---		TK1: ---
ΔTK: ---		TK2: ---	ΔTK: ---		TK2: ---

图2-3 IOLMaster 检查

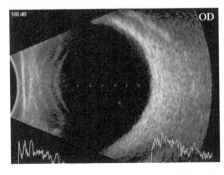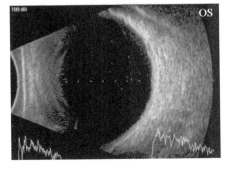

图2-4 B超检查

11

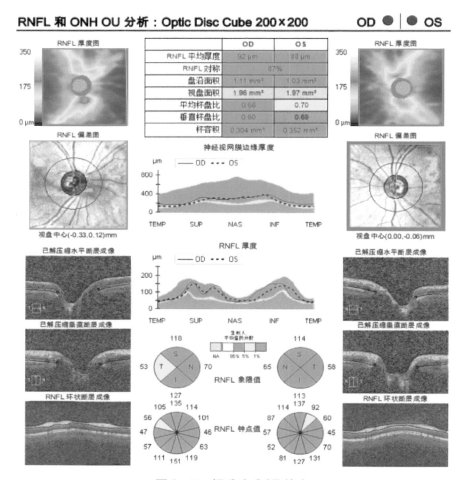

图 2-5　视乳头 OCT 检查

【诊断】

双眼并发性白内障；双眼晶状体半脱位；Weill-Marchesani 综合征；双眼高度近视。

【治疗经过】

患者于 2021 年 8 月 13 日行左眼白内障超声乳化＋囊袋张力环植入＋人工晶状体植入术，2021 年 10 月 15 日行右眼白内障超声乳化术，2022 年 4 月 18 日行右眼二期人工晶状体（虹膜固定型）植入术。

【随访】

患者左眼术后第 1 日查体：视力（戴镜）：右眼 0.4，左眼手动/50 cm；眼压：右眼 13.9 mmHg，左眼 16.7 mmHg。右眼结膜无充血，角膜透明，KP（−），巩膜无黄染及结节增生，前房深度正常，Tyn（−），虹膜纹理清，未见粘连、新生血管，瞳孔圆，直径 3 mm，对光反射灵敏，晶状体混浊，玻璃体混浊，眼底隐约见豹纹状改变，视网膜在位。左眼结膜充血，角膜轻度水肿，KP（−），巩膜无黄染及结节增生，前房深度正常，Tyn（＋），虹膜纹理清，未见粘连、新生血管，瞳孔圆，直径 3 mm，对光反射灵敏，人工晶状体在位，玻璃体混浊，眼底隐约见豹纹状改变，视网膜在位。患者右眼术后第 1 日查体：视力（戴镜）：右眼 0.02，左眼 0.4；眼压：右眼 11.0 mmHg，左眼 13.1 mmHg；右眼外眼未见异常，结膜稍充血，角膜透明，KP（−），巩膜无黄染及结节，前房深度正常，Tyn（−），虹膜纹理清，未见粘连、新生血管，瞳孔圆，直径 3 mm，对光反射存在，人工晶状体在位，玻璃体混浊，眼底：视乳头色可界清，C/D：0.3，视网膜在位，黄斑中心凹反光弱。左眼外眼未见异常，结膜无充血，角膜透明，KP（−），前房深度正常，Tyn（−），人工晶状体在位，虹膜纹理清，未见粘连、新生血管，瞳孔圆，直径 3 mm，对光反射存在，玻璃体混浊，眼底：视乳头色可界清，视网膜在位，黄斑中心凹反光弱。后续门诊复查无异常情况。

病例分析

Weill-Marchesani 综合征又名球形晶状体—短指畸形综合征、先天性营养不良性中胚叶过度增生综合征、反马方综合征等，是一种罕见的遗传性结缔组织病，多有家族史或父母近亲结婚史。该病通

笔记

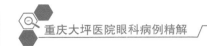

常为常染色体隐性遗传或常染色体显性遗传，据报道这两种遗传模式分别占 Weill-Marchesani 综合征病例的 45% 和 39%，其余病例为散发性。该病的全球患病率约为 1∶100 000。其典型的临床特征为身材矮小、短指、关节僵硬和眼部异常。其中眼部异常包括球形晶状体、晶状体脱位、高度近视、青光眼、白内障和角膜病变等。值得注意的是，高度近视常为该病眼科首发症状，其主要源于球形晶状体，而眼轴大多正常。其他表现还包括偶有心血管缺陷（如动脉导管未闭、肺动脉瓣狭窄、胸主动脉瘤、颈动脉夹层、QT 间期延长）和智力异常等。Weill-Marchesani 综合征的发病机制与基因突变所致的结缔组织异常发育有关，病理学研究发现，该病的球形晶状体皮质和胎儿核的纤维保存较好，推测出生后悬韧带纤维的持久性张力减弱是造成患者晶状体发育为球形的原因之一；还有研究发现超过 90% 的 Weill-Marchesani 综合征患者晶状体最终会脱位，此类患者的晶状体悬韧带较脆弱，是遗传性结缔组织疾病造成悬韧带持久性张力减弱或消退所致。根据致病基因的不同，目前已发现的 Weill-Marchesani 综合征大致可分为以下 4 种类型：Ⅰ 型，由 ADAMTS10 基因纯合突变导致；Ⅱ 型，由 FBN1 基因突变导致；Ⅲ 型，由 LTBP2 基因突变导致；Ⅳ 型，由 ADAMTS17 基因突变导致。

Weill-Marchesani 综合征可通过典型的临床特征，即球形晶状体、晶状体脱位、高度近视、继发性青光眼、白内障等进行诊断。在临床特征不显著的情况下也可利用分子遗传学的检测方法（如基因测序）通过鉴定 ADAMTS10、ADAMTS17 或 LTBP2 的双等位致病突变或 FBN1 的杂合致病突变以明确诊断。若儿童患者在眼科首诊确诊，需至相关科室行发育及心脏状况的评估。同时，确诊患者的近亲属如有生育需求，需进行遗传咨询。该病需与马方综合征相鉴别，两者同属中胚层发育过程病变，但两者发病机制截然不同，Weill-Marchesani 综合征是营养不良的中胚层发育不全，而马方综合

笔记

征是营养不良的中胚层过度繁殖。两者有部分相似临床表现，例如马方综合征也可表现为球形晶状体和晶状体脱位，然而其病理生理特点是结缔组织的过度伸展，临床特征为骨骼过度生长、关节松弛，因此在外形上与 Weill-Marchesani 综合征刚好相反，常表现为细长而不匀称的四肢、手指、脚趾，明显超出平均水平的身高。马方综合征患者还常伴有先天性心血管畸形，包括心脏瓣膜异常和主动脉瘤等。

目前针对 Weill-Marchesani 综合征的治疗方法并没有明确统一的指南，由于其临床表现的多样性，治疗应遵循个体化原则。手术摘除异位和混浊的晶状体是主要的治疗方案之一。该手术指征为：晶状体严重脱位、晶状体脱入玻璃体腔、晶状体源性青光眼、合并白内障、屈光不正无法用眼镜矫正、晶状体源性葡萄膜炎等。由于此病可存在悬韧带不稳定，行白内障手术时医生需谨慎操作，必要时可植入张力环或特殊类型的人工晶状体。此外，由于 Weill-Marchesani 综合征继发青光眼的机制多为脱位的晶状体前部与虹膜的接触面积增加，造成瞳孔阻滞、眼压升高，这类青光眼眼压高时使用散瞳剂有效，但散瞳后又有加重晶状体脱位的风险，因此局部治疗应首选抑制房水生成的药物。还可采取周边虹膜切除术以缓解瞳孔阻滞，利用小梁切除术针对晚期慢性闭角型青光眼进行治疗。上述手术方式均为对症治疗，而 Weill-Marchesani 综合征作为一种遗传性疾病，基因治疗也不可忽视。目前有研究表明可利用低分子肽类直接抑制 ADAMTS 蛋白酶来治疗因 ADAMTS 变异导致的 Weill-Marchesani 综合征。此外，还可通过纠正 ADAMTS 的基因转移或蛋白生成过程治疗该病。该病患者需要定期复查关节活动度、超声心动图和心电图等，以及时对相应的全身症状进行对症处理。需要注意的是，部分 Weill-Marchesani 综合征患者由于关节僵硬、牙齿排列不整齐和上颌发育不良，全身麻醉时可能会发生插管困难，因此

笔记

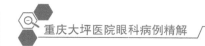
术前需要仔细评估麻醉风险。

本例患者临床表现为双眼高度近视、双眼白内障、双眼晶状体半脱位、双眼球形晶状体，且患者身材矮胖、手指粗短，基本符合 Weill-Marchesani 综合征的诊断。根据 IOLMaster 检查结果可推测该患者的高度近视主要为晶状体源性。针对该病例的双眼晶状体半脱位和双眼白内障，我们采取了手术进行治疗。值得一提的是，考虑到该患者右眼晶状体悬韧带不稳定，我们最终选择在右眼白内障超声乳化术后二期植入了虹膜固定型人工晶状体。而该患者目前双眼前房深度正常，眼压正常，且双眼白内障超声乳化术也降低了该患者发生瞳孔阻滞和房角关闭的风险，因此暂未给予抗青光眼治疗。

病例点评

Weill-Marchesani 综合征的典型临床特征为身材矮小、短指、关节僵硬和眼部异常。

Weill-Marchesani 综合征常见眼部临床表现包括球形晶状体、晶状体脱位、高度近视、青光眼、白内障和角膜病变。

Weill-Marchesani 综合征的治疗方法主要是摘除异位晶状体，利用周边虹膜切除术和小梁切除术等方式治疗继发性青光眼，以及对系统疾病进行对症治疗。

参考文献

1. FAIVRE L, DOLLFUS H, LYONNET S, et al. Clinical homogeneity and genetic heterogeneity in Weill-Marchesani syndrome. American Journal of Medical Genetics, 2003, 123 A(2): 204 – 207.

2. LIN Z, ZHU M, DENG H. A pedigree report of a rare case of Weill-Marchesani syndrome with new compound heterozygous ltbp2 mutations. Risk Management and Healthcare Policy, 2021, 14: 1785 – 1789.

 笔记

3. GUO H, WU X, CAI K, et al. Weill-Marchesani syndrome with advanced glaucoma and corneal endothelial dysfunction： a case report and literature review. BMC Ophthalmology, 2015, 15(1)：1－4.

4. RAZEGHINEJAD M R, SAFAVIAN H. Central corneal thickness in patients with Weill-Marchesani syndrome. American Journal of Ophthalmology, 2006, 142(3)：507－508.

5. AL MOTAWA M N A, AL SHEHRI M S S, AL BUALI M J, et al. Weill-Marchesani syndrome, a rare presentation of severe short stature with review of the literature. American Journal of Case Reports, 2021, 22(1)：1－8.

6. NAGATA M, TAKAGI S, YAMASAKI A, et al. Histopathological study of microspherophakia in the Weill-Marchesani syndrome. Jpn J Ophthalmol, 1995, 39(1)：89－95.

7. RITCH R W M. Treatment of the Weill-Marchesani syndrome. Ann Ophthalmol, 1981, 13(6)：665－667.

8. HARASYMOWYCZ P W R. Surgical treatment of advanced chronic angle closure glaucoma in Weill-Marchesani syndrome. J Pediatr Ophthalmol Strabismus, 2004, 41(5)：295－299.

9. JONES G C. ADAMTS proteinases： potential therapeutic targets? Curr Pharm Biotechnol, 2006, 7(1)：25－31.

10. DAL D, SAHIN A A U. Anesthetic management of a patient with Weill-Marchesani syndrome. Acta Anaesthesiol Scand, 2003, 47(3)：369－370.

11. ASANO K, CANTALUPO A, SEDES L, et al. Pathophysiology and therapeutics of thoracic aortic aneurysm in Marfan syndrome. Biomolecules, 2022,12(1)：128.

（谭笑　整理）

笔记

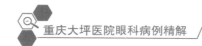
病例 3　囊袋收缩综合征

病历摘要

【基本信息】

患者，女性，56 岁。

主诉：双眼白内障手术后 4 个月复查发现左眼前囊膜皱缩。

现病史：4 个月前患者行双眼白内障超声乳化 + 人工晶状体植入术，术后复查，发现左眼前囊膜皱缩，不伴有视力下降、眼红、眼痛、畏光、流泪等症状。患者生命体征平稳，精神尚可。

患者于 2019 年出现双眼视力逐渐下降，不伴有眼红、眼痛、畏光、流泪等症状。2020 年 9 月患者为提高视力，来我科就诊。眼科检查：戴镜视力：右眼 0.12（−12.00 DS → 0.2），左眼 0.5（−10.50 DS/ −0.50 D×170 → 0.6）；非接触眼压计测量眼压：右眼 13.9 mmHg，左眼 14.3 mmHg；双眼结膜无充血，角膜透明，KP（−），前房深度正常，Tyn（−），闪辉（−），瞳孔圆，直径约 3 mm，对光反射灵敏；晶状体：右眼 C4N2P2，左眼 C2N2P1；眼底：双眼视乳头色可界清，黄斑中心凹反光可见，视网膜在位，呈高度近视改变，右眼颞下血管弓处视网膜可见萎缩斑，左眼黄斑颞侧及下方视网膜可见萎缩斑。我科以"双眼年龄相关性白内障（初发期）、双眼高度近视"收入院，分别于 2020 年 9 月 7 日、2020 年 9 月 8 日行双眼白内障超声乳化 + 人工晶状体植入术。术后第 1 日

笔记

复查：视力：右眼 0.4，左眼 0.5；非接触眼压计测量眼压：右眼 16.9 mmHg，左眼 14.4 mmHg；双眼结膜无充血，角膜透明，KP（－），前房深度正常，Tyn（＋），闪辉（－），瞳孔圆，直径约 3 mm，对光反射灵敏；晶状体：人工晶状体在位；眼底：双眼视乳头色可界清，黄斑中心凹反光可见，视网膜在位，呈高度近视改变，右眼颞下血管弓处视网膜可见萎缩斑，左眼黄斑颞侧及下方视网膜可见萎缩斑。术后第 1 周复查同前。

既往史：双眼高度近视 45 年。

个人史：无特殊。

【眼科检查】

视力：右眼 0.4，左眼 0.5；非接触眼压计测量眼压：右眼 16.6 mmHg，左眼 13.7 mmHg；双眼结膜无充血，角膜透明，KP（－），前房深度正常，Tyn（－），闪辉（－），瞳孔圆，直径约 3 mm，对光反射灵敏；晶状体：人工晶状体在位，左眼前囊膜皱缩（图 3－1）；眼底：双眼视乳头色可界清，黄斑中心凹反光可见，视网膜在位，呈高度近视改变，右眼颞下血管弓处视网膜可见萎缩斑，左眼黄斑颞侧及下方视网膜可见萎缩斑。

【诊断】

左眼囊袋收缩综合征；双眼人工晶状体眼；双眼高度近视。

【治疗经过】

给予左眼 Nd：YAG 激光前囊膜切开术（治疗参数：功率为 0.9 mJ；总能量 230 mJ；激光数 124 点）。患者左眼 Nd：YAG 激光术后左眼前节照相见图 3－2。

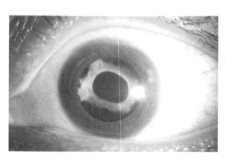

散瞳后，前囊膜口清晰可见，前囊膜皱缩，直径 < 5 mm，其周边可见旋涡状排列的前囊膜增殖纤维。

图 3 - 1　患者左眼前节照相

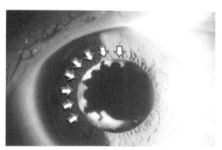

散瞳后，白箭头显示被 Nd:YAG 激光切开的前囊膜，前囊膜呈锯齿状，直径 > 5 mm。

图 3 - 2　患者左眼前节照相

【随访】

术后第 1 日眼科复查。视力：右眼 0.4，左眼 0.5；非接触眼压计测量眼压：右眼 15.3 mmHg，左眼 16.0 mmHg；双眼结膜无充血，角膜透明，KP（ - ），前房深度正常，Tyn（ + ），闪辉（ - ），瞳孔圆，直径约 3 mm，对光反射灵敏，晶状体：人工晶状体在位，左眼前囊膜切开，眼底：双眼视乳头色可界清，黄斑中心凹反光可见，视网膜在位，呈高度近视改变，右眼颞下血管弓处视网膜可见萎缩斑，左眼黄斑颞侧及下方视网膜可见萎缩斑。

病例分析

囊袋收缩综合征是在白内障手术人工晶状体植入囊袋后，由各种原因引起的以囊袋赤道部直径缩小为特征，伴有晶状体前囊膜纤维化和撕囊区面积缩小、后囊膜皱褶、混浊、人工晶状体偏位等现象，导致视力下降、眩光、眼底疾病检查和治疗困难等状况的一种综合征。

白内障超声乳化吸除合并人工晶状体植入术已成为近年来治疗白内障的主要手术方式。连续环形撕囊术（continous circular capsulorhexis，CCC）是超声乳化手术中的重要步骤，它的顺利实施，为人工晶状体顺利植入提供了良好的基础，保证了白内障手术的效果。同时CCC使囊袋和晶状体发生了一系列的变化，可能引起相关并发症，影响手术效果及后续的眼底检查等。这些变化包括囊袋皱缩，晶状体前囊下纤维化，使得囊袋赤道部直径缩小，晶状体偏位、倾斜，形成晶状体－囊袋复合物，从而导致眩光、复视、屈光不正、视功能障碍等临床症状。Davison等将这一系列改变命名为囊袋收缩综合征。

其可能原因为不平衡的力度和睫状小带脆弱。正常睫状小带纤维的弹性与年龄相关，随着年龄的增加，睫状小带纤维脆弱或消失，使之不能抵御囊膜纤维因收缩而产生的不断增加的向中央收缩的力量。患假性剥脱综合征时，睫状小带变得非常脆弱，可使晶状体脱位。囊膜皱缩还与其他疾病有关，如糖尿病、葡萄膜炎、强直性肌营养不良和色素性视网膜炎。

其主要发病机制是人工晶状体植入后，由于手术创伤、人工晶状体材料刺激、术后炎症反应、血－房水屏障及血－视网膜屏障的破坏、连续环形撕囊直径过小或偏中心等原因，前囊下晶状体上皮细胞生长、增生、分泌胶原导致纤维化，囊膜在晶状体纤维收缩产生的离心力和连续环形撕囊缘向心力的合力作用下向中心收缩，使得撕囊区的面积缩小，引起后囊膜混浊、囊袋收缩、人工晶状体偏位等，从而严重影响了视力。完整环形撕囊的伸缩性可能是产生明显囊膜皱缩的重要因素。残留的上皮细胞越多，发生囊膜皱缩的危险就越大。在CCC和人工晶状体植入后，前囊膜切口的面积在术后3个月可能会显著缩小。一些学者认为，完

笔记

整的、小的 CCC 是囊膜纤维化和囊膜皱缩的重要危险因素。最可能的解释是小直径的 CCC 和前囊膜与人工晶状体光学区有更广泛接触。

囊膜皱缩多发生在硅凝胶折叠式人工晶状体植入病例中，虽然可以使晶状体移位偏心，但一般不引起临床症状。当发生严重囊膜皱缩时，前囊膜开口将持续缩小，有时仅有 2～3 mm，严重影响视轴区的透明性。主要临床表现为晶状体赤道部前囊膜直径缩小，前囊开口位置改变、混浊、纤维化，后房植入型人工晶状体移位、包裹，晶状体悬韧带的牵拉、张力过低导致睫状体脱离、视网膜脱离。由于囊袋纤维收缩，赤道部残留晶状体皮质增生、纤维化，使囊袋直径缩小，出现人工晶状体囊袋内夹持，产生倾斜、偏位或变形，患者可出现复视、屈光不正。如果撕囊区周边混浊导致术后视觉质量不佳，患者可有眩光。其他症状和体征：视力下降、对比敏感度降低、屈光改变、远视漂移、人工晶状体脱位。脱位的人工晶状体与内皮接触可导致角膜严重水肿，若人工晶状体脱入玻璃体腔还可引起葡萄膜炎。一些特殊病例，如玻璃体手术后的白内障，由于悬韧带松弛等原因，囊膜皱缩会使病情变得更为复杂，常引起某一象限或更大范围悬韧带离断。此时，整个囊袋将会发生明显移位，连同人工晶状体偏向一方，相反的方向则暴露出大部分赤道部。

囊袋收缩综合征常发生于术后 3 个月内，术后前 6 周发生收缩的概率最大。

危险因素：糖尿病、高度近视、假鳞片样脱皮、葡萄膜炎、强直性肌营养不良、高龄色素性视网膜炎、慢性眼内炎、眼外伤。术后炎症越严重，囊袋收缩的程度越大。

治疗方法：目前针对囊袋收缩综合征主要以 Nd∶YAG 激光治疗

为主，适用于初发型和进展型囊袋收缩综合征，有以下几种治疗方法：①由于囊袋收缩而出现后囊明显皱褶时，可行 Nd:YAG 激光后囊切开术；②当撕囊面积缩小至小于瞳孔区面积且伴前囊纤维化时，可行前囊 Nd:YAG 激光四象限放射状切开。

一些学者建议在术后 2～3 周发现囊膜皱缩时即松解前囊膜。他们认为早期的 Nd:YAG 激光治疗对囊膜纤维的活性和囊膜切开口的直径影响大，而晚期的治疗没有作用。因为晚期大多数活性纤维化已经完成，激光治疗后切口张开小。尽管早期的 Nd:YAG 激光治疗可以预防人工晶状体偏位，但并不是没有风险的。如果后囊膜破裂，人工晶状体可以向后脱位。当前囊膜皱缩时，不仅将前囊膜向光学区前面牵拉，而且也将后囊膜向前牵拉，因此，Nd:YAG 激光治疗囊膜皱缩前进行仔细的裂隙灯检查是必要的。

对于重度型囊袋收缩综合征，前囊纤维化增生明显，原撕囊口消失且伴严重的人工晶状体偏位，可行前囊膜切开＋人工晶状体调位术。如果已发生悬韧带断裂、人工晶状体脱位，则可行人工晶状体连囊袋取出联合玻璃体切割术，在一期或二期植入前房型或悬吊式人工晶状体，以防止角膜内皮细胞失代偿、葡萄膜炎及视网膜脱离。

预防方面，首先要求术者熟练掌握手术技术，术中动作轻柔。由于前囊在正常晶状体纤维收缩产生的离心力和连续环形撕囊缘向心力的综合作用下有向中心收缩的趋势，所以撕囊的大小对于预防前囊过度收缩是至关重要的，撕囊口 <5 mm 易发生前囊收缩，理想撕囊直径大小为 5.5～6.0 mm，囊口应在瞳孔区内。另外，对于有高度近视及晶状体悬韧带薄弱等高危因素的患者，术中应植入囊袋张力环，稳定囊袋。

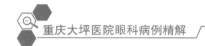

📋 病例点评

由于囊袋收缩综合征对视功能影响严重，我们应在术后密切关注高危人群。早期发现，早期干预。

此例患者为高度近视患者，高度近视是囊袋收缩综合征的危险因素，因此，在对高度近视患者行白内障手术前要特别关注悬韧带情况，术中行连续环形撕囊过程中，注意撕囊直径一定要 > 5 mm，最好达到 5.5 mm 以上。

参考文献

1. 王璐. 白内障术后早期人工晶状体眼对比敏感度的研究. 中国实用眼科杂志, 2005, 23(9): 958 - 961.

2. ULRICH M, PATRICK D, NICOLA A. Impact of a modified optic design on visual function. Clinical comparative study. J Cataract Refract Surg, 2003, 29(4): 652 - 660.

3. KAZUNO N, KAZUHIKO O, NORIO H, et al. Effect of chromatic aberration on contrast sensitivity in pseudophakic eyes. Arch Ophthalmol, 2001, 119(8): 1154 - 1158.

4. ANTONIO G, MANUL R, EDWARD G, et al. Corneal optical aberrations and retinal image quality in patients in whom monofocal intraocular lenses were implanted. Arch Ophthalmol, 2002, 120(9): 1143 - 1151.

5. CHALITA M R, KRUEGER R R. Correlation of aberrations with visual acuity and symptoms. Ophthalmol Clin North Am, 2004, 17(2): 135 - 142.

6. BURKHARD H, FRANK K, OLIVER S. Objective and subjective evaluation of photic phenomena after monofocal and multifocal intraocular lens implantation. Ophthalmology, 1999, 106(10): 1878 - 1886.

7. TAKETANI F, MATUURA T, YUKAWA E, et al. Influence of intraocular lens tilt

and decentration on wavefront aberrations. J Cataract Refract Surg, 2004, 30 (10): 2158 – 2162.

8. ARTAL P, GUIRAO A, BERRIO E, et al. Compensation of corneal aberrations by the internal optics in the human eye. J Vis, 2001, 1 (1): 1 – 81.

9. KURODA T, FUJIKADO T, MAEDA N, et al. Wavefront analysis in eyes with nuclear or cortical cataract. Am J Ophthalmol, 2002, 134 (1): 1 – 9.

10. FUJIKADO T, KURODA T, MAEDA N, et al. Light scattering and optical aberrations as objective parameters to predict visual deterioration in eyes with cataracts. J Cataract Retract Surg, 2004, 30 (6): 1198 – 1208.

11. 王红. 白内障超声乳化人工晶状体植入术后角膜水肿的原因分析及其预防. 中国老年学杂志, 2011, 7 (31): 2442 – 2443.

12. ZAMBARAKJI H J, RAUZ S, REYNOULDS A, et al. Capsulorhexis phymosis following uncomplicated cataract surgery. Eye (Lond), 1997, 11 (Pt 5): 635 – 638.

13. 延吉章. 计划性囊口松解对白内障术后视功能影响的研究. 南京: 南京大学, 2012.

14. 王蕾, 徐国旭, 娄慧, 等. 囊袋收缩综合征的研究进展. 苏州: 苏州大学, 2016.

15. 林兴中. 白内障超声乳化术后晶状体前囊膜混浊临床分析. 中国医疗器械信息, 2017, 23 (24): 92 – 94.

（耿钊　整理）

笔记

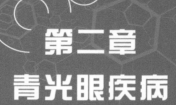

第二章
青光眼疾病

病例 4　虹膜角膜内皮综合征

📋 病历摘要

【基本信息】

患者，男性，52 岁。

主诉：左眼视物模糊 2 个月。

现病史：患者于 2 个月前无明显诱因出现左眼视物模糊，伴眼红、眼胀，无畏光、流泪，无头晕、头痛、恶心、呕吐等伴随症状。相继就诊的当地多家医院均诊断不明，为求进一步诊治就诊于我院。

既往史：曾患鼻窦炎并行手术治疗，余无特殊疾病史。

个人史：无特殊。

【眼科检查】

裸眼视力：右眼 0.8，左眼 CF/50 cm；眼压：右眼 13.0 mmHg，左眼 44.5 mmHg。右眼外眼（－），结膜无明显充血，角膜透明，KP（－），前房深度正常，Tyn（－），虹膜纹理清，未见粘连，瞳孔形圆，直径约 3 mm，对光反射可，晶状体密度增高，眼底视乳头色可界清，C/D＝0.4。左眼外眼（－），结膜充血，角膜上皮水肿，内皮粗糙，KP（＋），前房浅，周边虹膜前粘连，虹膜明显萎缩变薄，瞳孔呈不规则椭圆状，向鼻上方移位，对光反射迟钝，晶状体密度增高，前囊可见色素颗粒，眼底稍模糊，隐约见视乳头色可界清，C/D＝0.4。

【辅助检查】

角膜内皮检查：右眼角膜内皮细胞正常，细胞密度 2801.2 个/mm²，中央角膜厚度约 504 μm；左眼角膜内皮细胞大量破坏，细胞密度 712.5 个/mm²，中央角膜厚度约 562 μm。

双眼前节照相（图 4－1）：右眼前节未见明显异常，左眼角膜水肿，周边虹膜前粘连（黑箭头），虹膜萎缩（白箭头）及瞳孔变形移位。

左眼裂隙灯检查（图 4－2）：左眼角膜内皮细胞"上皮样"改变（红箭头）。

左眼前节 OCT（图 4－3）：周边虹膜前粘连（红箭头）。

左眼角膜共聚焦显微镜（图 4－4）：角膜内皮细胞六边形嵌合结构消失，边界模糊，大小不一，出现圆形或半圆形的"风筝样"细胞（红箭头）。

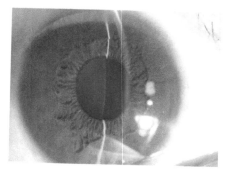 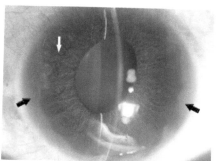

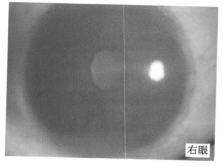 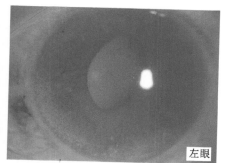

图 4 - 1　双眼前节照相

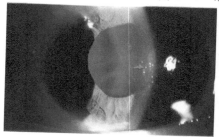

图 4 - 2　左眼裂隙灯检查　　　　图 4 - 3　左眼前节 OCT

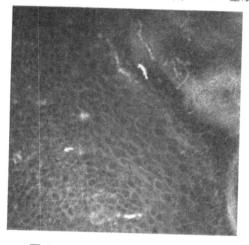

图 4 - 4　左眼角膜共聚焦显微镜

【诊断】

左眼虹膜角膜内皮综合征（Chandler 综合征）；左眼继发性青光眼。

【治疗经过】

给予左眼青光眼引流钉植入 + 氟尿嘧啶处理 + 前房成形术治疗。

【随访】

患者术后在未使用任何降眼压药物的情况下，左眼眼压稳定控制在 15.4 ～ 20.5 mmHg，结膜轻度充血，滤枕隆起，中央角膜透明，前房深度正常，鼻上方青光眼引流钉在位良好、通畅，余同术前无明显变化。

病例分析

Chandler 综合征为虹膜角膜内皮综合征（iridocorneal endothelial syndrome，ICE）的一种临床类型，虹膜痣（cogan-reese）综合征及进行性虹膜萎缩均属于 ICE 综合征。该组疾病临床特征包括角膜内皮细胞变性、进行性虹膜萎缩及继发性青光眼等。ICE 综合征常见于女性，多于青年或中年发病，起病缓，进行性加重，多累及单眼。对 ICE 综合征的病理机制尚无定论，目前有 Campbell 膜学说、病毒感染学说、缺血学说及神经嵴细胞学说等。Campbell 认为，ICE 综合征起始于角膜内皮细胞异常，表现为角膜水肿，进而内皮细胞增殖迁移并跨越房角导致前房角部分和虹膜表面形成膜，增殖的细胞膜进一步收缩引起周边虹膜前粘连，并牵拉虹膜导致房角关闭、虹膜周边粘连，瞳孔变形、移位，对应虹膜因被牵拉而萎缩甚

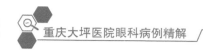

至形成裂孔。目前，Campbell 膜学说最受学界认可。此外病毒感染学说也备受推崇。最初是 Eagle 等认为病毒感染可引起角膜内皮细胞基因改变，从而使 ICE 综合征患者角膜内皮细胞获得增殖和迁移能力。Alvarado 等通过 PCR 技术在 ICE 综合征患者角膜组织和房水样本中检测出单纯疱疹病毒 DNA，为病毒感染学说提供了有利证据。根据对早期 ICE 综合征患者角膜内皮形态的观察发现，其内皮细胞表现与婴幼儿时期内皮形态类似，体积明显较成人变小。Bahn 等认为是由于原始时期的神经嵴细胞异常增生导致的。

ICE 综合征的 3 种类型具有不同的临床特点。进行性虹膜萎缩以虹膜病变最为突出，主要表现为广泛而明显的虹膜基质和色素上皮萎缩及虹膜孔形成，可见瞳孔变形、移位，角膜病变较轻，甚至有些患者未见任何角膜异常。临床上可见进行性虹膜萎缩出现两种形式的裂孔，一是常见的由于膜收缩造成的虹膜延展处变薄，基质撕裂而导致的牵引性裂孔；二是由于局部缺血导致的溶解性裂孔，这种裂孔一般不伴有瞳孔变形或虹膜变薄。与前两者不同，Chandler 综合征则是以角膜病变为主，虹膜病变较轻微。其角膜病变包括角膜水肿、内皮功能失代偿等，并且由于前房角内皮化和虹膜周边前粘连引起继发性青光眼。虹膜可轻度萎缩，一般未突破基质层，色素上皮层未见异常，虹膜裂孔十分少见。本例患者的临床表现主要以左眼角膜水肿及内皮细胞特征性改变为主，可见周边虹膜前粘连、瞳孔轻度移位，但无明显的虹膜孔形成，可以诊断为 ICE 综合征（Chandler 综合征）。

临床上，根据患者单侧眼角膜内皮改变、典型的进行性虹膜萎缩、特有的周边虹膜前粘连及继发性青光眼即可明确 ICE 综合征的诊断。角膜内皮显微镜和共聚焦显微镜可观察到患者弥漫性异常的角膜内皮细胞，主要表现为角膜内皮数量减少，细胞大小不一，内

笔记

皮细胞六边形嵌合结构消失，边界模糊，出现圆形或半圆形的"风筝样"内皮细胞及存在高反射细胞核的"上皮样"内皮细胞，这些异常的内皮细胞被命名为 ICE 细胞。ICE 综合征需要与其他累及角膜或虹膜的疾病相鉴别。角膜后部多形性营养不良（Posterior polymorphous corneal dystrophy，PPCD）、Fuchs 内皮营养不良（Fuchs endothelial corneal dystrophy，FECD）临床表现与 Chandler 综合征类似，均可出现角膜内皮细胞上皮样改变。PPCD 常有明显的家族遗传倾向，多双眼发病，角膜异常主要表现在后弹力层及内皮细胞层，极少伴有上皮和基质水肿混浊，视力也常常不受影响。FECD 往往也有家族遗传病史，双眼发病，角膜内皮较 Chandler 综合征更加粗糙，且不合并房角及虹膜改变。进行性虹膜萎缩还需要与虹膜溶解性疾病、先天性无虹膜、虹膜劈裂、晶状体及瞳孔异位疾病相鉴别。Cogan-Reese 综合征需要与虹膜结节、弥漫性色素病、神经纤维瘤病及结节病等相鉴别。本例患者为单眼发病，无家族遗传病史，角膜内皮显微镜可见典型的 ICE 细胞，故可明确诊断。

目前没有针对 ICE 综合征病因的有效治疗措施，治疗主要分两个方面：一是对 ICE 综合征相关的继发性青光眼进行干预以控制眼压；二是对角膜失代偿及相关并发症的处理。ICE 综合征导致的继发性青光眼，早期可使用局部降眼压药物治疗，包括局部 β 受体阻滞剂、α 受体激动剂和碳酸酐酶抑制剂。因尚未完全排除单纯疱疹病毒在 ICE 综合征中的作用，有研究认为 ICE 综合征相关的继发性青光眼患者应谨慎使用前列腺素，如拉坦前列素可能会刺激单纯疱疹的复发。当局部药物无法控制眼压时，需要尽早行抗青光眼手术治疗。对抗青光眼手术的选择上，更倾向选择青光眼引流钉植入术或青光眼阀植入术，而不是小梁切除术。因为引流钉或青光眼阀可以通过管道将房水直接引流到结膜囊，避开了角膜内皮细胞增生区，

31

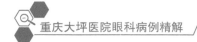

从而形成了长期有效的引流通道。此外，在术中联合使用丝裂霉素或氟尿嘧啶，能够有效防止滤过泡纤维化，提高手术成功率。睫状体光凝术运用于青光眼晚期的患者中，以减轻患者眼胀、眼痛的不适。ICE 患者角膜病变的治疗多为对症治疗。可予以高渗剂滴眼液治疗角膜水肿，角膜接触镜可运用于患者因角膜病变而明显疼痛时。值得注意的是，角膜移植手术应在眼压控制良好的前提下进行，即便如此也难以获得满意的效果。穿透性角膜移植术（penetrating keratoplasty，PKP）后存在部分患者因角膜中的正常内皮细胞基本消失，术后植片中的角膜内皮细胞向着植床迁徙，导致术后植片中内皮细胞密度减少，从而引起植片水肿。近年来，更多的角膜手术被用于治疗 ICE 综合征患者，如深板层角膜内皮移植术（deep lamellar endothelial keratoplasty，DLEK）和后弹力层剥离角膜内皮移植术（descemet stripping endothelial keratoplasty，DSEK）等，以期获得更好的治疗效果。对于部分因多瞳症影响视力的患者，可以通过使用中心有孔的不透明角膜接触镜提高视力。

病例点评

ICE 综合征大多数情况下可以通过单眼角膜和虹膜的典型表现确诊，但病变早期或症状不典型时，共聚焦显微镜能够帮助我们明确诊断。尽管有大量关于该病病理机制的研究，但角膜内皮变化的确切病因是否与病毒感染有关还存在争议。尽管青光眼手术技术不断发展，使用青光眼引流装置联合抗代谢药物仍然是 ICE 综合征继发性青光眼治疗的主要方法。在处理角膜水肿和失代偿时，内皮角膜移植术已经在很大程度上取代了穿透性角膜移植术。然而，对存在明显前粘连的情况，仍然需要进行穿透性角膜移植术。

笔记

参考文献

1. WILSON M C, SHIELDS M B. A comparison of the clinical variations of the iridocorneal endothelial syndrome. Arch Ophthalmol, 1989, 107(10): 1465 - 1468.

2. CAMPBELL D G, SHIELDS M B, SMITH T R. The corneal endothelium and the spectrum of essential iris atrophy. Am J Ophthalmol, 1978, 86(3): 317 - 324.

3. EAGLE RC J R, SHIELDS J A. Iridocorneal endothelial syndrome with contralateral guttate endothelial dystrophy. A light and electron microscopic study. Ophthalmology, 1987, 94(7): 862 - 870.

4. ALVARADO J A, UNDERWOOD J L, GREEN W R, et al. Detection of herpes simplex viral DNA in the iridocorneal endothelial syndrome. Arch Ophthalmol, 1994, 112(12): 1601 - 1609.

5. BAHN C F, FALLS H F, VARLEY G A, et al. Classification of corneal endothelial disorders based on neural crest origin. Ophthalmology, 1984, 91(6): 558 - 563.

6. SILVA L, NAJAFI A, SUWAN Y, et al. The iridocorneal endothelial syndrome. Surv Ophthalmol, 2018, 63(5): 665 - 676.

7. HIRST L W, QUIGLEY H A, STARK W J, et al. Specular microscopy of iridocorneal endothelia syndrome. Am J Ophthalmol, 1980, 89(1): 11 - 21.

8. ANDERSON N J, BADAWI D Y, GROSSNIKLAUS H E, et al. Posterior polymorphous membranous dystrophy with overlapping features of iridocorneal endothelial syndrome. Arch Ophthalmol, 2001, 119(4): 624 - 625.

9. HIDAYAT A A, COCKERHAM G C. Epithelial metaplasia of the corneal endothelium in Fuchs endothelial dystrophy. Cornea, 2006, 25(8): 956 - 959.

10. KAUFMAN H E, VARNELL E D, THOMPSON H W. Latanoprost increases the severity and recurrence of herpetic keratitis in the rabbit. Am J Ophthalmol, 1999, 127(5): 531 - 536.

（邓静　整理）

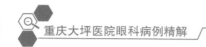
病例5　鼻侧视乳头发育不良

病历摘要

【基本信息】

患者，女性，26 岁。

主诉： 发现双眼眼压高半年。

现病史： 患者于就诊前半年体检时发现眼压高（双眼 24 mmHg），不伴有眼红、眼痛等症状，当时未予以进一步诊断及治疗。本次为排查青光眼到门诊就诊。

既往史： 无特殊。

个人史： 无特殊。

【眼科检查】

视力：右眼 0.1（−3.25 DS→1.0），左眼 0.1（−3.5 DS→1.0）；非接触眼压计测量眼压：右眼 22.1 mmHg，左眼 18.8 mmHg；双眼结膜无充血，角膜透明，KP（−），前房深度正常，闪辉（−），瞳孔圆，直径约 3 mm，光反射灵敏，晶状体透明；眼底：双眼视乳头小，鼻侧视乳头边缘可见凹陷（图 5−1）。

【辅助检查】

中央角膜厚度：右眼 542 μm，左眼 546 μm；生物力学矫正眼压（corvis ST）：右眼 24.4 mmHg，左眼 18.8 mmHg；无赤光眼底照相：双眼鼻侧视乳头周围视网膜缺乏神经纤维条纹（图 5−2）。

笔记

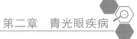
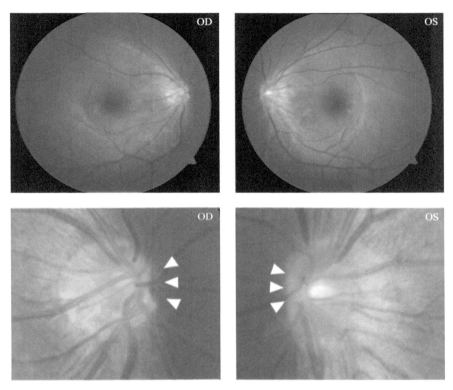

图 5 - 1　彩色眼底照相显示双眼视乳头小，
鼻侧视乳头边缘可见凹陷（白箭头）

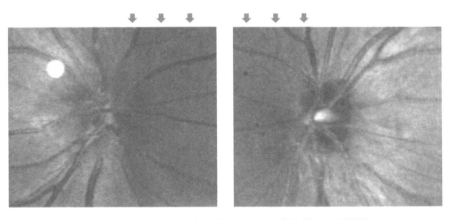

图 5 - 2　无赤光眼底照相显示双眼鼻侧视乳头周围
视网膜缺乏神经纤维条纹（红箭头）

30-2 中心视野检查：双眼颞侧视野部分缺损（图 5 – 3A）；60-4 周边视野检查：双眼均存在"外宽内窄"的指向生理盲点的楔形视野缺损（图 5 – 3B）；视乳头光学相干断层扫描（optical coherence tomography，OCT）：右眼鼻侧及上下方、左眼鼻侧视乳头神经纤维层明显变薄（图 5 – 4A），与视野缺损相对应；血流 OCT：双眼视乳头鼻侧浅层及深层血流密度显著降低，视网膜小血管部分缺失（图 5 – 4B）；双眼图像视觉诱发电位（pattern visual evoked potential，P-VEP）未

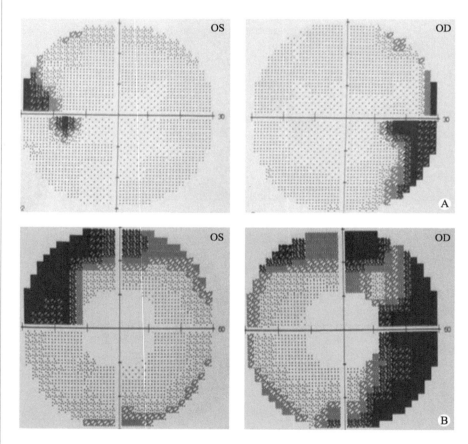

A. 30-2 中心视野检查显示双眼颞侧视野部分缺损；B. 60-4 周边视野检查显示双眼均存在"外宽内窄"的指向生理盲点的楔形视野缺损。

图 5 – 3　视野检查

见明显异常；头颅磁共振检查未见明显异常；24 小时眼压监测（非接触式眼压测量）结果：右眼眼压波动于 16.8～25.2 mmHg，左眼眼压波动于 13.8～22.9 mmHg，高眼压（＞21 mmHg）多发生于夜间及凌晨（图 5-5）。

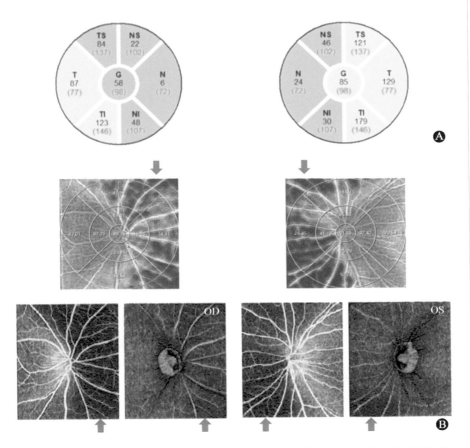

A. 视乳头 OCT 显示右眼鼻侧及上下方、左眼鼻侧视乳头神经纤维层明显变薄，与视野缺损相对应；B. 血流 OCT 显示双眼视乳头鼻侧浅层及深层血流密度显著降低，视网膜小血管部分缺失（红箭头）。

图 5-4 视乳头及血流 OCT

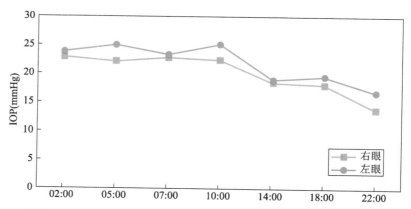

右眼眼压波动于 16.8 ~ 25.2 mmHg，左眼眼压波动于 13.8 ~ 22.9 mmHg。

图 5 - 5　双眼 24 小时眼压监测结果

【诊断】

双眼鼻侧视乳头发育不良；双眼高眼压症；双眼屈光不正。

【治疗经过】

患者夜间双眼眼压偏高，但无青光眼特征性视野损害，暂不考虑青光眼的诊断，建议继续每 3 ~ 4 个月随访观察 1 次，若出现青光眼性视神经损害，及时治疗。

【随访】

随访 1 年余，患者眼压偏高，仍波动于 25 mmHg 以下，视乳头 OCT 及视野较初诊时无进展（图 5 - 6），继续规律随访。

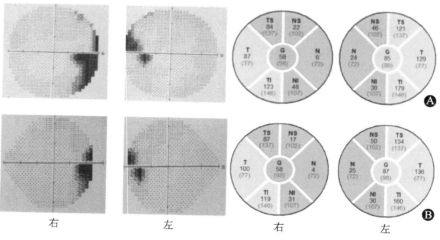

图 5 - 6　随访 1 年余，患者的视野、视乳头 OCT 情况（B）
较初诊时的视野、视乳头 OCT（A）无明显进展

病例分析

视乳头发育不良是罕见的先天性视神经发育异常，其在英国西北地区的年发病率是 10.9/100 000，目前尚未见其在亚洲或中国地区发病率的统计报告。鼻侧视乳头发育不良（nasal optic disc hypoplasia，NOH）是视乳头发育不良的一种类型，以小视乳头、视乳头边缘凹陷、视野缺损为特征，其发病率更低。NOH 的病理生理机制尚不清楚，既往研究报道 NOH 与母亲和妊娠风险因素有关，如母亲吸烟、饮酒和妊娠糖尿病等。在本病例中，患者没有与母亲或妊娠异常相关的危险因素。

NOH 最主要的临床特征是视乳头鼻侧周围视网膜边缘有一个凹陷，伴视乳头鼻侧视网膜纤维层变薄，其临床特点可总结为以下几点：①为先天性疾病；②视乳头鼻侧可见凹陷，呈现"双环征"；③视野显示颞侧楔形视野缺损；④视乳头 OCT 显示鼻侧视神经纤维明显变薄；⑤视乳头鼻侧视网膜相对血流量降低（图 5-7）。

鉴别诊断方面，NOH 需要与以下疾病鉴别：①上方节段性视神经发育不全（SSOH）也是一种视乳头发育不良（ONH），但与 NOH 不同，在 NOH 中，视网膜神经纤维变薄和微循环减少都在鼻侧视乳头，SSOH 中不仅上方象限的视乳头微循环减少，其他象限的视乳头微循环也有所减少。②与生理盲点相关的视野缺损也可以在前部缺血性视神经病变（AION）和急性特发性生理盲点扩大综合征（AIBSES）中被观察到。AION 是 50 岁以上人群急性视神经损伤的最常见原因，其特征是急性、无痛和单眼视力丧失，可能持续数天，通常以下方视野损害严重；在眼底镜检查中，AION 早期可见视盘水肿，晚期视乳头颜色逐渐变淡。AIBSES 是一种以单眼

笔记

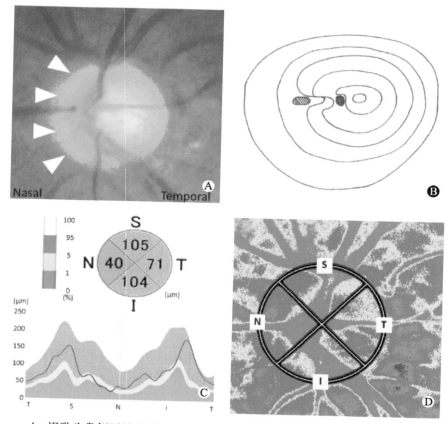

A. 视乳头鼻侧可见凹陷，呈现"双环征"；B. 视野显示颞侧楔形视野缺损；C. 视乳头 OCT 显示鼻侧视神经纤维明显变薄；D. 视乳头鼻侧视网膜相对血流量降低。

图 5-7　鼻侧视乳头发育不良的临床特点

（图片源自：*Optic nerve head microcirculation in congenital nasal optic disc hypoplasia*）

视野突然模糊为特征的外层视网膜病变。大多数 AIBSES 患者表现为颞侧视物模糊或视物遮挡，生理盲点扩大，视野图边缘陡峭，约 15°~20°，通常伴有同一区域的闪光感。③除 NOH 外，双眼小视乳头也常见于视乳头玻璃膜疣（ODD）。虽然通常无症状，但 ODD 可能会由于层前巩膜管内结构的机械应力发展为视觉损伤，在 OCT 扫描中 ODD 的特征是信号差的核心被高反射边缘包围。

　　NOH 患者视乳头旁视网膜神经纤维的变薄和视野缺损也是青

光眼的特征，因此，有必要将 NOH 与青光眼进行鉴别。与青光眼眼压升高和进行性视野缺损相比，NOH 患者存在典型的双眼颞侧楔形视野缺损，且无进展。此外，在 NOH 中视神经杯盘比稳定，而在青光眼中则逐渐增加，视杯加深、变大。本例 NOH 患者在对双眼进行 24 小时眼压监测后被诊断为双眼高眼压，但由于患者没有青光眼性视野损害，且 NOH 是一种先天性视神经异常，没有可用的治疗方法，因此在检查后选择定期监测。

这是一例 NOH 合并高眼压的病例报告，高眼压是否在 NOH 患者中更常见尚不清楚。在 NOH 患者中，由于视乳头周围视网膜血流密度低，存在视神经缺血的危险因素，因此我们认为 NOH 患者的视乳头可能更容易受到眼压升高的影响。在一年余的随访中，该患者的视乳头周围神经纤维厚度、视野缺损情况均无明显进展，但是仍不能排除未来发展为青光眼的可能性，所以建议患者每 3～4 个月随访一次。

此外，值得注意的是，NOH 是 ONH 的一种类型，因此可能会出现头颅、面部或内分泌的异常。据报道，单侧和双侧 ONH 患者下丘脑/垂体功能障碍的发生率分别为 69% 和 81%；此外，60% 的 ONH 患者被发现 MRI 上存在神经影像异常。在本例中，下丘脑/垂体内分泌检查或头颅及眼眶 MRI 均无异常发现。

综上所述，NOH 是一种罕见的先天性视神经异常，其特征是在视乳头鼻侧周围视网膜上有一个小的边缘凹陷，视乳头鼻侧视网膜神经纤维变薄和颞侧楔形视野缺损。NOH 合并高眼压的报道很少，应与青光眼区分开来，但视乳头周围视网膜血流密度低和眼压升高是视神经缺血的危险因素。由于 NOH 患者的视乳头可能更容易受到眼压升高的影响，因此建议定期随访，以便将来进行及时干预。此外，建议对 NOH 患者进行内分泌功能、头颅及眼眶 MRI 检查。

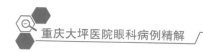
病例点评

　　鼻侧视乳头发育不良属于罕见病，其具有特征性视乳头边缘凹陷、楔形视野缺损；高眼压症合并视野缺损的患者并非都是青光眼，需注意鉴别；首次报道鼻侧视乳头发育不良合并高眼压症，患者的视乳头可能更容易受到高眼压症的影响，长期的定期随访很重要。

参考文献

1. PATEL L, MCNALLY R J, HARRISON E, et al. Geographical distribution of optic nerve hypoplasia and septo – optic dysplasia in Northwest England. J Pediatr, 2006, 148(1): 85 – 88.

2. OHGURO H, OHGURO I, TSURUTA M, et al. Clinical distinction between nasal optic disc hypoplasia（NOH）and glaucoma with NOH – like temporal visual field deficits. Clin Ophthalmol, 2010, 24(4): 547 – 555.

3. HASEGAWA Y, HASHIMOTO Y, SHINMEI Y, et al. Optic nerve head microcirculation in congenital nasal optic disc hypoplasia. Graefes Arch Clin Exp Ophthalmol, 2020, 258(1): 211 – 213.

4. BUCHANAN T A, HOYT W F. Temporal visual field defects associated with nasal hypoplasia of the optic disc. Br J Ophthalmol, 1981, 65(9): 636 – 640.

5. AIZAWA N, KUNIKATA H, YOKOYAMA Y, et al. Optic disc microcirculation in superior segmental optic hypoplasia assessed with laser speckle flowgraphy. Clin Exp Ophthalmol, 2014, 42(7): 702 – 704.

6. MORROW M J. Ischemic optic neuropathy. Continuum（Minneap Minn）, 2019, 25 (5): 1215 – 1235.

7. WATZKE R C, SHULTS W T. Clinical features and natural history of the acute idiopathic enlarged blind spot syndrome. Ophthalmology, 2002, 109(7): 1326 – 1335.

笔记

8. HAMANN S, MALMQVIST L, COSTELLO F. Optic disc drusen：understanding an old problem from a new perspective. Acta Ophthalmol, 2018, 96(7)：673 - 684.

9. GHASSIBI M P, CHIEN J L, ABUMASMAH R K, et al. Optic nerve head drusen prevalence and associated factors in clinically normal subjects measured using optical coherence tomography. Ophthalmology, 2017, 124(3)：320 - 325.

10. HARUTA M, KODAMA R, YAMAKAWA R. Optical coherence tomography detection of characteristic retinal nerve fiber layer thinning in nasal hypoplasia of the optic disc. Eye (Lond), 2017, 31(12)：1685 - 1688.

11. TEAR FAHNEHJELM K, DAHL S, MARTIN L, et al. Optic nerve hypoplasia in children and adolescents；prevalence, ocular characteristics and behavioural problems. Acta Ophthalmol, 2014, 92(6)：563 - 570.

（胡宗莉　整理）

病例 6　眼弓形虫病继发青光眼

病历摘要

【基本信息】

患者，男性，35 岁。

主诉：右眼视力下降 1 周。

现病史：患者于就诊前 1 周于当地医院检查，测得右眼眼压 50 mmHg，考虑诊断为"右眼青光眼睫状体炎综合征"，予以降眼压，治疗后眼压降至正常范围，但视力无提高，来我科就诊。

既往史：无特殊。

个人史：无特殊。

【眼科检查】

戴镜视力：右眼0.8，左眼1.0；非接触眼压计测量眼压：右眼19.4 mmHg，左眼19.3 mmHg；中央角膜厚度：右眼552 μm，左眼556 μm。右眼结膜无充血，角膜透明，中央偏下方尘状KP(+)，前房深度正常，闪辉(-)，瞳孔圆，直径约3 mm，光反射灵敏，晶状体透明，眼底见视乳头颞下方1个黄白色病灶（图6-1A），散瞳后见黄斑颞下方黄白色病灶，边界模糊（图6-1B）；左眼结膜无充血，角膜透明，KP(-)，前房深度正常，闪辉(-)，瞳孔圆，直径约3 mm，光反射灵敏，晶状体透明，眼底未见明显异常。

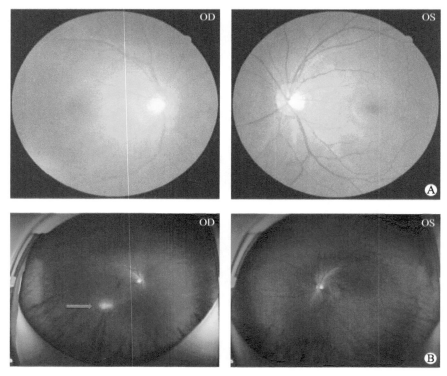

A. 后极部照相显示右眼视乳头颞下方黄白色病灶；B. 广角照相显示右眼黄斑颞下方黄白色病灶，边界模糊（红箭头）。

图6-1 眼底检查

【辅助检查】

眼部 B 超显示右眼玻璃体中度混浊，玻璃体内可见较多密集的点状低回声，未见视网膜脱离光带（图 6-2）。

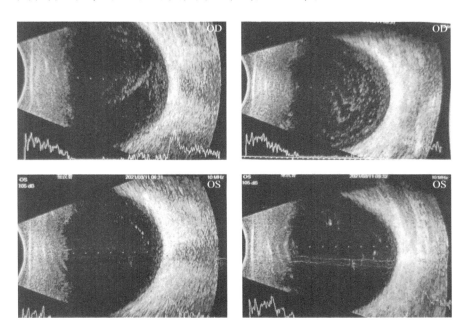

右眼玻璃体中度混浊，玻璃体内可见较多密集的点状低回声。

图 6-2　眼部 B 超

视乳头 OCT 显示视乳头颞上方视网膜神经纤维稍增厚，余未见异常（图 6-3）。

24-2 中心视野检查显示右眼鼻上方视野弓形缺损（图 6-4）。

黄斑 OCT 显示右眼视网膜相应病灶处神经上皮层反射增强，层次紊乱消失，层间见细小暗腔，色素上皮层、脉络膜隆起，脉络膜增厚（图 6-5A）；进一步血流 OCT 显示右眼颞下方病灶处视网膜全层缺损，脉络膜层血流稀疏（图 6-5B）。

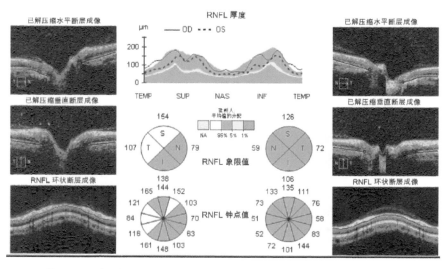

图 6-3 视乳头 OCT 显示视乳头颞上方视网膜神经纤维稍增厚

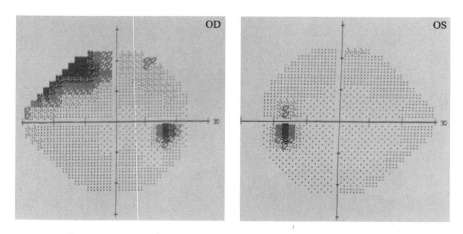

图 6-4 24-2 中心视野检查显示右眼鼻上方视野弓形缺损

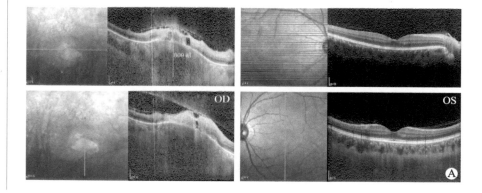

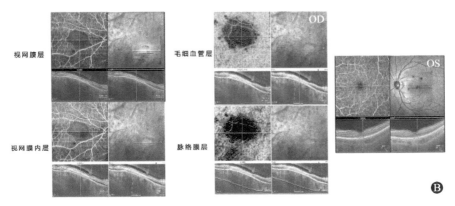

A. 黄斑 OCT 显示右眼视网膜相应病灶处神经上皮层反射增强，层次紊乱、消失，层间见细小暗腔，色素上皮层、脉络膜隆起，脉络膜增厚；B. 血流 OCT 显示右眼颞下方病灶处视网膜全层缺损，脉络膜层血流稀疏。左眼未见明显异常。

图 6-5 黄斑及血液 OCT

眼底血管造影。FFA：右眼早期视乳头边界不清，视网膜静脉扩张，拱环颞下方见一团片状弱荧光灶，后期视乳头荧光增强渗漏，上述病变血管管壁荧光渗漏，拱环颞下方病灶荧光增强渗漏成团状强荧光。ICGA：右眼早期拱环颞下方见一团片状弱荧光，病灶周围散在斑点状弱荧光，后期上述病灶持续弱荧光（图 6-6）；左眼未见明显异常。

结合患者以上检查结果，考虑视网膜感染性病灶可能性较大。为明确感染性质，完善相关血检结果如下：TORCH 定量检测显示弓形虫、巨细胞病毒、风疹病毒、单纯疱疹病毒 IgG 抗体均为阳性；输血前病原学检测显示乙型肝炎、丙型肝炎抗原，梅毒、人类免疫缺陷病毒（human immunodeficiency virus，HIV）抗体均为阴性；T-SPOT 及 PPD 试验均为阴性；血常规、血沉、肝肾功能、自身抗体检测结果均未见异常。

经过与患者充分沟通后，抽取右眼房水和血清进行了弓形虫及病毒的检测，结果提示房水和血清中弓形虫 IgG 均为阳性，

笔记

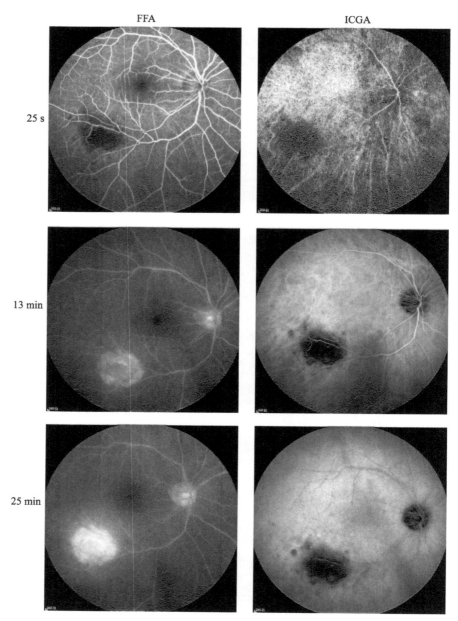

FFA 显示右眼早期视乳头边界不清，视网膜静脉扩张，拱环颞下方见一团片状弱荧光灶，后期视乳头荧光增强、渗漏，上述病变血管管壁荧光渗漏，拱环颞下方病灶荧光增强渗漏成团状强荧光；ICGA 显示右眼早期拱环颞下方见一团片状弱荧光，病灶周围散在斑点状弱荧光，后期上述病灶持续弱荧光。

图 6-6　眼底血管造影

Goldmann-Witmer 系数为 40.35，可确诊为眼弓形虫病；巨细胞病毒、单纯疱疹病毒、EB 病毒、带状疱疹病毒、人疱疹病毒检测结果均为阴性。

【诊断】

右眼弓形虫病；右眼继发性青光眼；双眼屈光不正。

【治疗经过】

予以口服药物治疗：罗红霉素分散片 150 mg，每日 2 次；磺胺甲噁唑 1 g，每日 2 次。建议患者每 1～2 周复查 1 次肝肾功能、血常规。

【随访】

治疗 1 月余，患者右眼戴镜视力提升到 1.0，眼压正常，右眼角膜 KP（－），前房闪辉（－），玻璃体少许细胞，眼底检查显示右眼视乳头正常，颞下血管弓视网膜下片状灰白色病灶，周围视网膜水肿较前减轻，鼻侧周边视网膜似孔盖（图 6－7）；黄斑 OCT 显示视网膜病灶较前明显好转（图 6－8）。予以继续口服药物，并行右眼视网膜激光光凝术治疗。

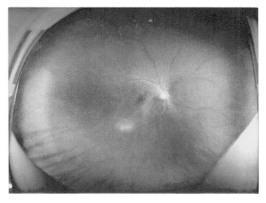

视乳头正常，颞下血管弓视网膜下片状灰白色病灶，周围视网膜水肿较前减轻。

图 6－7 治疗 1 月余，右眼眼底检查

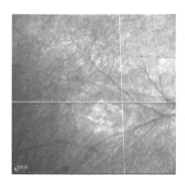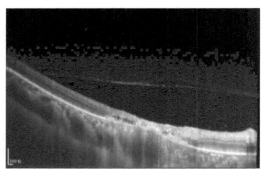

图 6-8　治疗 1 月余，黄斑 OCT 显示视网膜病灶较前明显好转

病例分析

　　单眼高眼压有各种病因，包括原发性和继发性两种，常见继发性原因包括青光眼睫状体炎综合征、新生血管性青光眼、晶状体源性青光眼、恶性青光眼、虹膜角膜内皮综合征、葡萄膜炎等。本例患者需与青光眼睫状体炎综合征进行鉴别，详尽的病史询问、仔细的专科查体对于鉴别诊断非常重要，可以避免漏诊、误诊。本例患者为中青年男性，表现为单眼高眼压伴随 KP（＋），该表现通常被认为是青光眼睫状体炎综合征的典型表现，但经专科检查后诊断为眼弓形虫病。弓形虫为细胞内寄生，猫科动物是弓形虫病的主要传染源，人类对弓形虫普遍易感，在全世界人口中，约 30% 的人弓形虫抗体呈阳性。眼弓形虫病在我国少见，在南美洲、中美洲、加勒比地区和非洲热带的一些地区更为常见。眼弓形虫病中弓形虫主要感染视网膜，组织损伤部位主要在视网膜神经纤维层，其次为脉络膜和玻璃体，它是世界上多数地区引起后葡萄膜炎的主要原因。

　　眼弓形虫病的临床表现主要分为两种类型：①典型表现：局部坏死性肉芽肿性脉络膜视网膜炎，表现为边缘模糊的灰白色视网膜坏死渗出病灶；炎症消退后，病灶边缘清、隆起，中央灰白色，可伴有色素增生和脉络膜萎缩；常见并发症为血管闭塞、黄斑囊样水肿、脉络膜新生血管、继发性青光眼。②非典型表现：点状外层视网膜炎、神经视网膜炎、乳神经炎、多发性假视网膜脉络膜炎、无脉络膜视网膜炎的眼内炎、单侧视网膜色素病变；Fuchs 综合征；巩膜炎；多灶性或弥漫性坏死性视网膜炎。对于眼弓形虫病继发高眼压，一项研究分析了眼弓形虫病脉络膜视网膜炎患者中高眼压的危险因素：该研究共纳入 61 例患者，38% 的患眼出现了高眼压，其中前房炎症细胞与眼压呈正相关。

在诊断方面，弓形虫血清 IgM 和 IgG 抗体在感染后 1～2 周产生，最先出现的是 IgM，1～3 个月达到高峰，血清学试验阴性可排除眼部弓形虫病，具有较高的特异性。房水和血清中特异性 IgG 与总 IgG 的比值（Goldmann-Witmer）目前仍然是生物诊断的金标准。眼科辅助检查主要包括：眼底广角照相可直观地看到病灶，判断周边网膜炎症情况；FFA 可明确有无活动性视网膜炎、血管炎；ICGA 可观察脉络膜视网膜炎的情况；视网膜 OCT 可同时观察玻璃体、视网膜、脉络膜的整体情况；血流 OCT 在眼弓形虫病急性期表现为视网膜微血管减少、反应性脉络膜增厚，愈合期脉络膜毛细血管闭塞，可用于追踪有无并发脉络膜新生血管（choroidal neovasaularization，CNV）。眼弓形虫病需与以下疾病进行鉴别：①先天性弓形虫病：眼部表现多以脉络膜视网膜炎为主要损害引起的先天性畸形，主要有无眼球、小眼球、脉络膜缺损、先天性无虹膜、先天性白内障、玻璃体动脉残存、视神经萎缩和斜视等。②病毒感染所致的视网膜炎：借助病原学检测、专科辅助检查可予以鉴别。③其他：眼弓形虫病的非典型表现多种多样，如视网膜脉络膜炎、Fuchs 综合征、巩膜炎等，需要借助病原学检测进行鉴别。

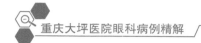

眼弓形虫病的治疗包括全身治疗、局部治疗及并发症治疗。①全身治疗：最常用方案为甲氧苄啶（800 mg）和磺胺甲噁唑（160 mg），2 次/日，维持 6 周，根据病情决定联合或不联合系统性皮质类固醇。需注意的是，药物仅针对活动性病变进行控制，不能避免复发。②局部治疗：对于全身药物控制效果较差或不能耐受口服药物者，克林霉素、地塞米松玻璃体腔内注射具有良好的疗效。③并发症治疗：继发性脉络膜新生血管、黄斑水肿一般选择抗血管内皮生长因子（vascular endothelial growth factor，VEGF）治疗；继发性黄斑前膜、裂孔需要进行手术治疗；继发性青光眼则需要药物或手术降眼压治疗。

病例点评

接诊单眼高眼压患者时一定要仔细查体，包括眼前后节，对于原发性、继发性高眼压及继发高眼压的原因需注意鉴别；眼弓形虫病的诊断金标准：房水和血清中特异性 IgG 与总 IgG 的比值（Goldmann-Witmer）升高；以高眼压为首诊的眼弓形虫病患者提示炎症反应重，正确、足量、足周期的药物治疗很重要。

参考文献

1. 刘莉莉，招志毅. 弓形虫眼病的诊断与治疗. 医学信息，2021，34(9)：54-57.

2. YANNUZZI N A, GAL-OR O, MOTULSKY E, et al. Multimodal imagingof punctate outer retinal toxoplasmosis. Journa, 2019, 50(5): 281-287.

3. LUJAN B J. Spectral domain optical coherence tomography imaging of punctate outer retinal toxoplasmosis. Saudi J Ophthalmol, 2014, 28(2): 152-156.

4. WESTFALL A C, LAUER A K, SUHLER E B, et al. Toxoplasmosis retinochoroiditis and elevated intraocular pressure: a retrospective study. J Glaucoma, 2005, 14(1): 3-10.

5. YOGESWARAN K, FURTADO J M, BODAGHI B, et al. Current practice in the management of ocular toxoplasmosis. Br J Ophthalmol, 2022：23.

6. PARK S W, KIM S H, KWON H J, et al. Diagnostic value of positive findings of toxoplasma gondii—specific immunoglobulin M serum antibody in uveitis patients to confirm ocular toxoplasmosis. Ocul Immunol Inflamm, 2019, 27(4)：583 − 590.

7. OZGONUL C, BESIRLI C G. Recent developments in the diagnosis and treatment of OcularToxoplasmosi. Ophthalmic Res, 2016, 57(1)：1 − 12.

8. GARWEG J G. Ocular toxoplasmosis：an update. Klin Monbl Augenheilkd, 2016, 233(4)：534 − 539.

9. ZAMORA Y F, ARANTES T, REIS F A, et al. Local treatment of toxoplasmic retinochoroiditis with intravitreal clindamycin and dexamethasone. Arq Bras Oftalmol, 2015, 78(4)：216 − 219.

（胡宗莉　整理）

笔记

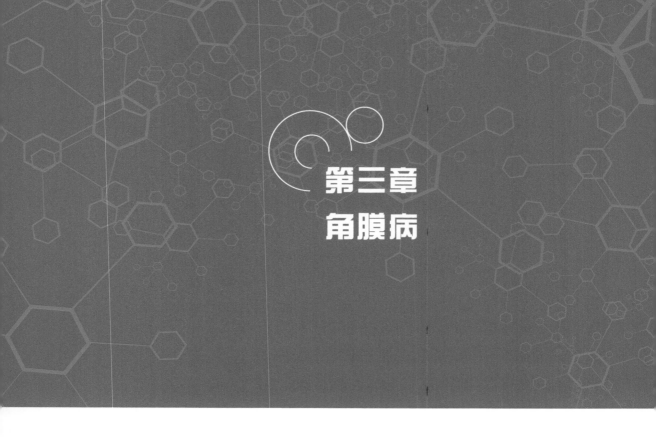

第三章
角膜病

病例 7　蚕食性角膜溃疡

🗒 病历摘要

【基本信息】

患者，男性，57 岁。

主诉： 右眼视物模糊 1 个月。

现病史： 患者于 1 个月前无明显诱因出现右眼视物模糊，伴眼红、眼胀、流泪，无眼痛、畏光等伴随症状。当地医院诊断为"右眼角膜炎"，给予局部抗感染及促角膜修复治疗，患者自觉无明显

笔记

好转，为求进一步诊治遂求诊于我院。

既往史： 7 个月前曾于当地医院行右眼白内障手术，余无其他特殊疾病史。

个人史： 无特殊。

【眼科检查】

裸眼视力：右眼 CF/40 cm，左眼 0.5；眼压：右眼 8.4 mmHg，左眼 14.3 mmHg。右眼外眼（－），结膜混合充血（＋＋＋），8～4 点位周边角膜可见挖掘样溃疡灶，鼻上方溃疡穿孔可见虹膜嵌顿，颞上方可见新生血管长入，前房极浅，Tyn（不清），虹膜部分自角膜穿孔处脱出，瞳孔不圆，人工晶状体在位，小瞳孔下眼底未见明显异常；左眼外眼（－），结膜无明显充血，角膜中央透明，周边可见明显老年环，KP（－），前房深度正常，Tyn（－），虹膜纹理清，未见粘连，瞳孔圆，直径约 3 mm，对光反射可，晶状体混浊，眼底未见明显异常。

【辅助检查】

双眼前节照相（图 7－1）：右眼 8～4 点位周边角膜可见挖掘样溃疡灶，鼻上方溃疡穿孔可见虹膜嵌顿；左眼可见角膜老年环，晶状体混浊，余无特殊。

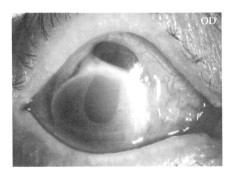
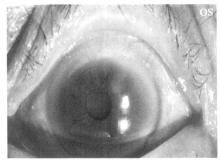

图 7－1　双眼前节照相

右眼前节 OCT（图 7-2）：右眼角膜溃疡呈挖掘样，达角膜深基质层。

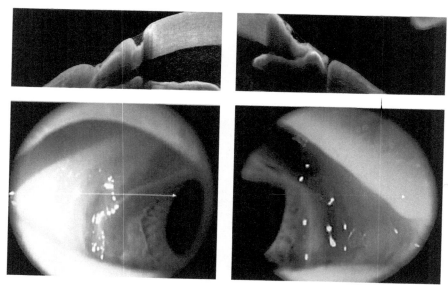

图 7-2　右眼前节 OCT

血液检查：自身抗体谱、类风湿因子等均为阴性。

【诊断】

右眼蚕食性角膜溃疡；右眼角膜溃疡穿孔；右眼人工晶状体眼。

【治疗经过】

给予右眼深板层角膜移植术，术后局部给予抗炎、预防感染、抗排斥治疗。

【随访】

眼科复查（图 7-3）显示右眼结膜混合充血，新月状角膜植片在位，植片植床层间水肿，鼻上方可见小片角膜溃疡。

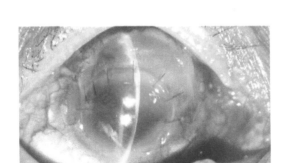

图 7 - 3　眼科复查

病例分析

　　蚕食性角膜溃疡是一种原因不明的慢性进行性角膜溃疡，病变多位于角巩膜缘并伴有疼痛。普遍认为这是一种特发性角膜溃疡，其发病机制尚不明确，可能与角膜外伤、手术或感染（如蠕虫、带状疱疹、梅毒、结核、丙型肝炎等）相关。因在病变区的结膜查见大量浆细胞、淋巴细胞、肥大细胞和嗜酸性粒细胞浸润，且患者血清发现角膜、结膜上皮抗体，提示该病可能是以体液免疫为主、细胞免疫为辅的自身免疫性疾病。研究报道该病多发生于成年人，男女发病率相似，我国的发病率大约为 0.03% 。

　　蚕食性角膜溃疡患者多数以剧烈眼部疼痛为主诉，伴有眼红、畏光、流泪、视力下降等不适。本病初期自邻近角膜缘处的灰白色小片状浸润起病，浸润区角膜上皮逐渐脱落形成角膜溃疡，溃疡处角膜溶解达深基质层，进行性沿角膜缘环形发展并向中央区浸润。溃疡浸润缘呈挖掘样，少数病例溃疡进一步向深层发展，最终可能累及角膜全层并导致角膜穿孔。溃疡与角膜缘无正常角膜组织分隔。随着病情发展，溃疡周边区上皮可逐渐修复伴新生血管长入。

笔记

57

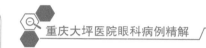
根据患者的临床表现，Watson 等将蚕食性角膜溃疡分成以下 3 种类型：①单侧蚕食性角膜溃疡（unilateral Mooren's ulceration，UM）：多发生于老年患者，呈疼痛性、进行性角膜溃疡，与眼前节浅表血管无灌注相关；②双侧侵袭性蚕食性角膜溃疡（bilateral aggressive Mooren's ulceration，BAM）：常见于年轻患者，沿周边向角膜中央侵袭，溃疡基底部可见新生血管及血管渗漏；③双侧无痛性蚕食性角膜溃疡（bilateral indolent Mooren's ulceration，BIM）：通常发生于中年患者，表现为双眼进行性外周角膜溃疡，炎症反应轻，新生血管仅出现在溃疡周边。Wood 等根据发病年龄、预后等特点将该病分为两个类型：Ⅰ型为良性蚕食性角膜溃疡，常单眼发病，发病年龄多在 35 岁以下，发展慢，治疗效果好；Ⅱ型为恶性蚕食性角膜溃疡，常双眼发病，发病年龄多在 35 岁以上，进展快，治疗效果差。本例患者为老年男性，溃疡进展快，无明显眼痛，溃疡炎症反应轻，新生血管位于溃疡周边，尽管单眼发病，也可诊断为恶性无痛性蚕食性角膜溃疡。

临床上可根据患者症状及典型的眼部表现诊断蚕食性角膜溃疡，但注意与其他发生在角膜缘的病变相鉴别。首先与边缘性角膜变性（Terrien 边缘变性）鉴别，后者角膜缘进行性变薄，并在眼压作用下向前膨隆，晚期可发生穿孔，但一般不发生角膜溃疡且无眼痛症状。其次与角膜老年环鉴别，后者因周边部角膜基质内类脂沉着，沿角膜缘形成一圈宽约 1 mm 的病变，但该病变与角膜缘之间有正常角膜相隔，且周边角膜厚度正常，予以鉴别。此外，蚕食性角膜溃疡还需要与其他边缘性免疫相关角膜病相鉴别，需排除合并自身免疫性疾病的边缘性类风湿性关节炎相关角膜病、边缘性其他胶原血管性疾病相关角膜病及睑缘炎相关角膜结膜病。本例患者

笔记

未合并其他自身免疫性疾病，睑缘无炎症，故蚕食性角膜溃疡诊断明确。

蚕食性角膜溃疡采用阶梯疗法。初期可使用药物缓解眼表和角膜的炎症反应，避免角膜溃疡加重及穿孔，若病变发展到后期出现角膜穿孔等，则需行手术干预。局部可使用糖皮质激素（醋酸泼尼松龙滴眼液或妥布霉素地塞米松滴眼液）联合免疫抑制剂（环孢素 A 滴眼液或他克莫司滴眼液）治疗。局部用药无法控制者，可考虑全身使用糖皮质激素和免疫抑制剂，但全身使用时应注意相关的药物不良反应。在疾病的炎症急性反应阶段，以糖皮质激素为主，免疫抑制剂为辅；而在疾病控制复发阶段，糖皮质激素应逐渐减量至停用，以免疫抑制剂为主。与此同时，还应加用不含防腐剂的人工泪液及小牛血去蛋白提取物眼用凝胶或含生长因子的眼用制剂以促进角膜上皮及溃疡修复，缓解患者眼部刺激症状。自体血清在蚕食性角膜溃疡的治疗中也取得了较好的效果。此外，淋巴细胞单抗、英夫利昔单抗、干扰素等对该病也有一定疗效。随着病情进展，多数患者都需要手术治疗。病灶局限于周边且较浅表者，行角巩膜病灶浅层切除联合相邻区结膜切除术有望控制病情。对结膜切除效果不好、病变范围大或累及瞳孔区的患者，主要通过板层角膜移植治疗。根据病变的范围、部位及程度，可设计个性化角膜移植术。如病变范围 <1/2 角膜缘周长，未累及瞳孔区者，可采用新月形植片；病变 >2/3 角膜缘周长，瞳孔区尚有 7～8 mm 未累及者，可采用环形板层移植片；病变累及瞳孔区者，需采取全板层角膜植片；对于周边角膜穿孔者，可采用双板层角膜移植，使用带内皮层的薄板层修补穿孔处，再根据溃疡形态在其上方行板层角膜移植。由于羊膜移植术可以帮助角膜上皮生长，对某些复杂患者，一方面可以单独

笔记

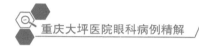

使用羊膜移植术为进一步处理争取时间；另一方面可以联合板层角膜移植术帮助患者更好地控制病情。术前术后配合糖皮质激素和免疫抑制剂可提高手术治愈率并减少该病复发。

🏥 病例点评

蚕食性角膜溃疡根据病史及典型的临床表现不难诊断，但对该病患者进行血免疫学指标的检查来排除全身免疫疾病及评估机体的免疫状态十分有必要。该病的治疗十分棘手，不同的病程发展阶段应考虑不同的有针对性的治疗方法。此外，进一步研究该病的发病机制及相关危险因素可以帮助我们更好地针对病因选择治疗方式。

参考文献

1. CHEN J, XIE H, WANG Z, et al. Mooren's ulcer in China: a study of clinical characteristics and treatment. Br J Ophthalmol, 2000, 84(11): 1244 – 1249.

2. WATSON P G. Management of Mooren's ulceration. Eye (Lond), 1997, 11 (Pt 3): 349 – 356.

3. WOOD T O, KAUFMAN H E. Mooren's ulcer. Am J Ophthalmol, 1971, 71(2): 417 – 422.

4. Cornea Group of Ophthalmology Branch of Chinese Medical Association. Chinese expert consensus on clinical diagnosis and treatment of immune-related peripheral keratopathy (2022). Zhonghua Yan Ke Za Zhi, 2022, 58(2): 90 – 95.

5. SINGLA S, SARKAR L, JOSHI M. Comparison of topical cyclosporine alone and topical loteprednol with cyclosporine in moderate dry eye in Indian population: a prospective study. Taiwan J Ophthalmol, 2019, 9(3): 173 – 178.

6. MAVRAKANAS N A, KIEL R, DOSSO A A. Autologous serum application in the

笔记

treatment of Mooren's ulcer. Klin Monbl Augenheilkd, 2007, 224(4): 300 – 302.

7. LOHCHAB M, PRAKASH G, ARORA T, et al. Surgical management of peripheral corneal thinning disorders. Surv Ophthalmol, 2019, 64(1): 67 – 78.

8. HANADA K, SHIMAZAKI J, SHIMMURA S, et al. Multilayered amniotic membrane transplantation for severe ulceration of the cornea and sclera. Am J Ophthalmol, 2001, 131(3): 324 – 331.

（邓静　整理）

病例 8　眼瘢痕性类天疱疮

病历摘要

【基本信息】

患者，女性，63 岁。

主诉：双眼红 1 年余，加重半年。

现病史：患者于 1 年前无明显诱因出现双眼眼红，伴视力下降、畏光、眼分泌物增加，无眼痛、眼胀等伴随症状，当时未给予重视。半年前于我院诊断为"双眼慢性泪囊炎，双眼睑板腺功能障碍，双眼白内障"，并分别给予经鼻内镜右侧鼻腔泪囊吻合联合置管术和经鼻内镜左侧鼻腔泪囊吻合联合置管术。现患者自觉双眼眼红加重，伴视力下降、分泌物增多，遂再次就诊于我院。

既往史：2 个月前因全身出现红斑、水疱及口腔溃疡于外院诊断为"大疱性类天疱疮"，给予口服激素治疗后好转，无其他疾病、过敏史。

　　个人史：无特殊。

【眼科检查】

　　裸眼视力：右眼 0.25，左眼 0.1；双眼眼压 Tn。右眼睑鼻上方及颞下方睑球粘连，结膜充血，角膜透明，KP（－），前房深度正常，Tyn（－），晶状体混浊，眼底未见明显异常；左眼睑上方及下方睑球粘连，结膜充血，角膜上方见新生血管长入角膜内约 3 mm，余角膜透明，KP（－），前房深度正常，Tyn（－），晶状体混浊，眼底未见明显异常。

【辅助检查】

　　双眼前节照相（图 8 - 1）：右眼鼻上方及颞下方睑球粘连，左眼睑上方及下方睑球粘连，结膜充血，角膜上方见新生血管长入角膜内约 3 mm。

　　皮肤活检＋免疫病理：基底膜带（＋）。

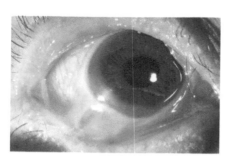 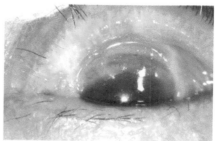

图 8 - 1　双眼前节照相

【诊断】

　　双眼瘢痕性类天疱疮（Ⅲ期）；双眼睑球粘连；双眼白内障；双眼鼻腔泪囊吻合联合置管术后。

【治疗经过】

给予抗瘢痕治疗，治疗经过为妥布霉素地塞米松滴眼液4次/日+他克莫司滴眼液4次/日，约5个月。期间病情未再进展，保持稳定；后改为氯替泼诺滴眼液3次/日+他克莫司滴眼液3次/日，治疗3个月病情稳定；目前改为氯替泼诺滴眼液3次/日+他克莫司滴眼液2次/日，并给予定期随访。在抗瘢痕治疗病情稳定后，给予患者右眼白内障超声乳化摘除联合人工晶状体植入术。

【随访】

患者眼红、流泪症状减轻，眼科检查（图8-2），裸眼视力：右眼0.5，左眼HM/50 cm；双眼眼压Tn。右眼睑鼻上方及颞下方睑球粘连，下方结膜囊进一步缩窄，结膜轻度充血，角膜透明，前房深，瞳孔圆，人工晶状体在位，眼底未见明显异常；左眼睑上方及下方睑球粘连，上方结膜囊进一步缩窄，结膜轻度充血，上方结膜组织长入瞳孔区角膜，鼻侧溃疡愈合，颞侧溃疡灶扩大至3 mm，表面可见稀薄分泌物，前房稍浅，瞳孔圆，晶状体混浊加重，眼底窥不清。

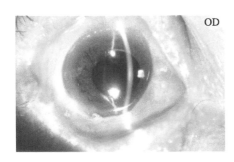 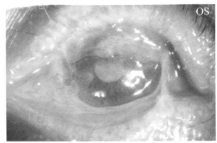

图8-2　眼科检查

病例分析

黏膜类天疱疮（mucous membrane pemphigoid，MMP）是一组

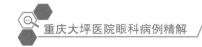
异质性、自身免疫性、慢性炎症性、上皮下疱性疾病，主要累及口腔、眼部、皮肤、生殖器、鼻咽部、食道及喉部黏膜，其中眼部（50%~70%）和口腔（80%~90%）受累最为常见，黏膜类天疱疮也被称为瘢痕性类天疱疮、良性黏膜类天疱疮、口腔类天疱疮等。其特征是 IgG、IgA 或 C3 复合物沿上皮基底层呈线性沉积。眼黏膜类天疱疮，也叫眼瘢痕性类天疱疮（ocular cicatricial pemphigoid，OCP），是一种进行性瘢痕性结膜炎，为瘢痕性结膜炎的主要病因（约 60%）。临床特点是从慢性结膜炎症到上皮下纤维化、眼表角化的慢性进行性过程，最终迁延不愈的角膜溃疡可导致患者视力丧失。

OCP 被认为是一种罕见疾病，其发病率为 1/50 000~1/10 000，好发于 60 岁以上女性，女性患病率是男性的 2~3 倍，无种族及地理差异。OCP 发病机制复杂，尚不完全清楚。目前认为由于该病患者基底膜的特异性自身抗体被激活，介导 II 型超敏反应并进一步导致补体级联反应发生，从而产生相关炎症反应。发生炎症反应的过程有大量的炎症细胞参与，其中急性期以中性粒细胞、T 细胞及嗜酸性粒细胞为主，破坏真皮表皮之间的紧密结合，导致疱疮形成。慢性瘢痕期则见大量 T 细胞、巨噬细胞、树突状细胞浸润。近年来也有报道认为细胞因子、钙离子在疾病发展过程中发挥了重要的作用。

OCP 可根据临床表现及结膜免疫病理活检明确诊断。OCP 眼部症状包括眼红、视力下降、畏光、流泪及眼睑痉挛，眼科查体可见倒睫、结膜充血伴结膜乳头增生和滤泡形成，严重的患者可有结膜角化伴随上皮下纤维化、穹隆缩短和结膜瘢痕形成等。OCP 确诊的金标准为使用免疫荧光或免疫过氧化物酶技术进行结膜活检，可见免疫反应物，如 IgG、IgA、IgM 和补体 C3 成分沿着炎症结膜的基底膜区域均匀线性沉积。在临床实践中，OCP 早期发病隐匿，结膜活检的假阴性率高，容易出现漏诊、误诊的情况。OCP 是瘢痕性结膜炎的主要病因，但临床上遇到瘢痕性结膜炎时，还需要与其他能够引起慢性瘢痕性结膜炎的疾病相鉴别，眼化学烧伤的结膜瘢痕通常在发生眼部化学烧伤后，根据病史可与 OCP 相鉴别。Steven-Johnson 综合征（Stevens-Johnson syndrome，SJS）与中毒性表皮坏死松解症（toxic epidermal necrolysis，TEN）眼部受累时，可出现重度结膜炎伴脓液排出、角膜和结膜上皮缺损及假膜形成，通常瘢痕形成及睑球粘连的发生时间较晚，且发生多与药物相关。传染性结膜炎如流行性角结膜炎等，也会出现结膜瘢痕化，通过典型的结膜炎表现及结膜囊分泌物培养可明确诊断。本例患者为 60 岁以上女性，无其他引起瘢痕性结膜炎的因素，皮肤科行活检＋免疫病理提示基底膜带（＋），故可诊断为 OCP。

Mondino 和 Brown 依据结膜穹隆缩短的程度，将 OCP 分为 4 期：Ⅰ期：结膜穹隆缩短＜25%；Ⅱ期：结膜穹隆缩短 25%～50%；Ⅲ期：结膜穹隆缩短约 75%；Ⅳ期：终末期瘢痕性类天疱疮。Foster 依据疾病的进展程度将 OCP 分为：Ⅰ期：慢性结膜炎伴上皮下纤维化；Ⅱ期：下穹隆部缩短；Ⅲ期：睑球粘连形成；Ⅳ期：睑缘粘连及眼表角化。本例患者睑球粘连形成，可诊断为双眼瘢痕性类天疱疮（Ⅲ期）。

对于明确诊断为 OCP 的患者，治疗目的以阻止疾病继续进展为主，同时对症治疗以减轻患者痛苦，并注意预防并发症。研究统计，通过长期规范的系统治疗，90% 的病例可获得有效的控制。根据病变累及范围及病情严重程度，需针对性地制订个性化治疗方

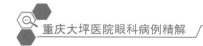

案。对于仅局限于眼部的患者，可仅局部治疗；对于超出眼部的患者，需在局部治疗的基础上进行全身治疗。局部药物主要为皮质类固醇药物及免疫抑制剂，给予不同分期的 OCP 患者局部治疗时，需要根据情况进行分期治疗。对 Ⅰ、Ⅱ 期 OCP 患者，可局部使用低浓度激素 + 低浓度环孢素 A + 角膜保护剂，对 Ⅲ、Ⅳ 期 OCP 患者，需局部使用强效激素 + FK506 冲击治疗，并逐渐减少激素及 FK506 的用量直至个性化维持剂量。本例患者抗瘢痕治疗最初给予妥布霉素地塞米松滴眼液 4 次／日 + 他克莫司滴眼液 4 次／日，逐渐减量并维持在氯替泼诺滴眼液 3 次／日 + 他克莫司滴眼液 2 次／日 + 玻璃酸钠滴眼液 4 次／日治疗。对于常规治疗失败或伴有严重并发症的患者，还可考虑免疫球蛋白、利妥昔单抗治疗。近年来，肿瘤坏死因子拮抗剂、促肾上腺皮质激素也被认为在治疗常规免疫抑制剂无反应的严重 OCP 患者中有巨大的潜力。

对于 OCP 的手术指征把控需格外谨慎，应在炎症完全控制后进行，否则会加重眼表瘢痕化。对于倒睫者，可行拔倒睫或毛囊破坏术。对于睑球粘连、结膜囊缩窄者，可行结膜囊重建，羊膜移植或自体口唇黏膜移植术，成功率约为1/3。因该类患者异体角膜移植失败率极高，应尽量避免角膜移植手术，仅在角膜穿孔时施行，人工角膜可能是异体角膜移植失败后的唯一选择。

病例点评

OCP 的诊断一方面依赖眼部临床表现，另一方面依赖结膜活检。临床上存在结膜活检假阴性率高的情况，临床医生在发现符合 OCP 临床表现但结膜活检阴性的患者时，可多次进行免疫荧光试验，以提高检出率。由于眼瘢痕性类天疱疮是进行性发展的不可逆致盲眼病，早期发现并治疗，可维持患者视力，延缓病情进展，因此对于 60 岁以上女性不明原因眼红逐渐进展的角膜瘢痕，需考虑此病，若伴口腔及皮肤水疱、瘢痕，即便没有进行结膜活检，若直接免疫荧光试验阳性，仍可以诊断并进行及时治疗。

参考文献

1. MURRELL D F, MARINOVIC B, CAUX F, et al. Definitions and outcome measures for mucous membrane pemphigoid: recommendations of an international panel of experts. J Am Acad Dermatol, 2015, 72(1): 168 – 74.

2. PATEL P M, JONES V A, MURRAY T N, et al. A review comparing international guidelines for the management of bullous pemphigoid, pemphigoid gestationis, mucous membrane pemphigoid, and epidermolysis bullosa acquisita. Am J Clin Dermatol, 2020, 21(4): 557 – 565.

3. STAN C, DIACONU E, HOPIRCA L, et al. Ocular cicatricial pemphigoid. Rom J Ophthalmol, 2020, 64(2): 226 – 230.

4. PESCOSOLIDO N, BARBATO A, PASCARELLA A, et al. Role of protease – inhibitors in ocular diseases. Molecules, 2014, 19(12): 20557 – 20569.

5. FOSTER C S. Cicatricial pemphigoid. Trans Am Ophthalmol Soc, 1986, 84: 527 – 663.

6. MESSINGHAM K N, WANG J W, HOLAHAN H M, et al. Eosinophil localization to the basement membrane zone is autoantibody – and complement – dependent in a human cryosection model of bullous pemphigoid. Exp Dermatol, 2016, 25(1): 50 – 55.

7. KIRZHNER M, JAKOBIEC F A. Ocular cicatricial pemphigoid: a review of clinical features, immunopathology, differential diagnosis, and current management. Semin Ophthalmol, 2011, 26(4/5): 270 – 277.

笔记

8. MONDINO B J, BROWN S I. Ocular cicatricial pemphigoid. Ophthalmology, 1981, 88(2): 95 − 100.

9. BRANISTEANU D C, STOLERIU G, BRANISTEANU D E, et al. Ocular cicatricial pemphigoid (Review). Exp Ther Med, 2020, 20(4): 3379 − 3382.

（邓静　整理）

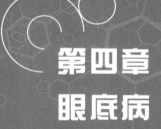

第四章 眼底病

病例 9　视网膜中央动脉阻塞合并中央静脉阻塞

病历摘要

【基本信息】

患者，男性，49 岁。

主诉：右眼视力下降 4 天。

现病史：4 天前患者用眼过度后出现右眼视力下降，不伴眼红、眼痛、畏光、流泪、恶心呕吐等症状，未给予重视。3 天前患者右眼

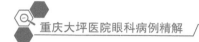

视力进一步下降，就诊于某医院，被诊断为"右眼视网膜中央动脉阻塞，右眼视网膜中央静脉阻塞，高血压病？"予以解痉、扩血管、消肿治疗，具体不详。患者自觉症状无明显好转，遂来我院就诊。

既往史： 无特殊。

个人史： 吸烟500支/年，否认饮酒史。

【眼科检查】

视力（裸眼）：右眼数指/40 cm，左眼1.0；眼压：右眼14.5 mmHg，左眼15.4 mmHg。右眼结膜无充血，角膜透明，前房深度可，Tyn（－），虹膜纹理清晰，RAPD（＋），晶状体轻度混浊，玻璃体混浊，眼底散瞳后见视盘充血、水肿，视网膜静脉血管扩张、部分节段呈腊肠状，动脉血管细，交叉压迹征阳性，黄斑水肿，视网膜各个象限可见出血及棉絮斑；左眼结膜无充血，角膜透明，前房深度可，Tyn（－），虹膜纹理清晰，瞳孔圆，直径约3 mm，对光反射灵敏，晶状体轻度混浊，玻璃体混浊，视乳头色可界清，视网膜在位，黄斑中心凹反光弱。

【辅助检查】

外院查甘油三酯1.95 mmol/L，尿酸541 μmol/L。

外院动态血压监测：24小时平均收缩压增高，平均舒张压增高；收缩压负荷增高，舒张压负荷增高。

外院眼底荧光造影：右眼A-RCT时间明显延迟；早期右眼视网膜动脉充盈迟缓，见动脉前锋，静脉回流迟缓明显，走行迂曲扩张明显，静脉管壁着染，可见片状遮蔽荧光，黄斑拱环结构不清，视乳头边界不清；后期右眼视乳头荧光增强并渗漏，后极部及中周部视网膜荧光渗漏明显，视网膜静脉呈节段性改变。

我院血沉、同型半胱氨酸、D-二聚体、自身抗体谱、血流变均未见明显异常。

眼底广角照相：右眼视盘充血、水肿，视网膜静脉血管扩张、

笔记

部分节段呈腊肠状，动脉血管细，交叉压迹征阳性，黄斑水肿，视网膜各个象限可见出血及棉絮斑（图9-1）。

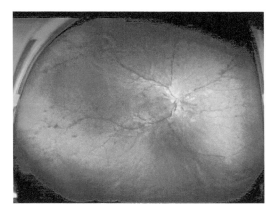

图9-1　右眼眼底广角照相

OCT：右眼黄斑区及视乳头区视网膜较大范围水肿增厚、层次欠清、组织疏松，其间见少许高反射光点，神经上皮层局限性脱离，椭圆体带、嵌合体带受损，RPE欠规整（图9-2）。

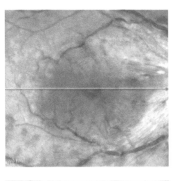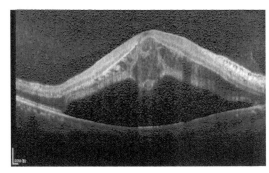
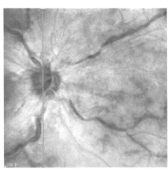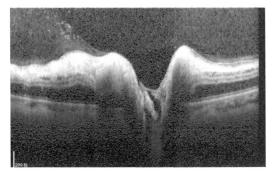

图9-2　右眼OCT

ERG：视杆反应：右眼 b 波振幅中度降低；振荡电位：右眼 OPS 波振幅中度降低；视锥反应：右眼 b 波振幅轻 - 中度降低，AMP 振幅中度降低（图 9 - 3）。

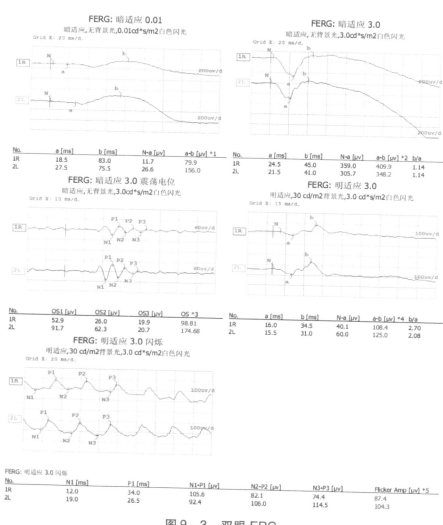

图 9 - 3　双眼 ERG

VEP：PVEP(60′) 右眼 P100 潜伏期延迟，其振幅明显降低；VEP（15′）右眼 P100 潜伏期正常范围内，其振幅明显降低；VEP 瞬态：右眼 P2 潜伏期延迟且 P2 振幅较对侧眼降低（图 9 - 4）。

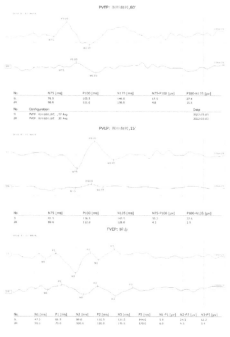

图 9-4　双眼 VEP

　　颅脑 CTA：双侧颈内动脉虹吸段、双侧颈动脉窦部混合斑块，左侧颈总动脉软斑块，血管腔轻度狭窄；左侧锁骨下动脉起始部钙化斑块，血管腔稍狭窄（图 9-5）。

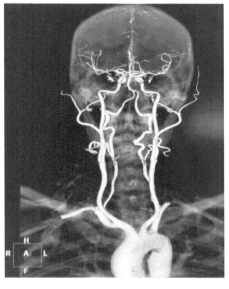

图 9-5　颅脑 CTA 显示左侧颈总动脉血管腔轻度狭窄（红箭头）

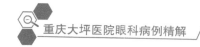

颈动脉彩超：右侧颈动脉斑块形成（图9-6）。

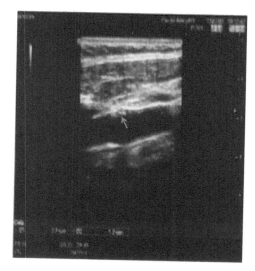

图9-6 颈动脉彩超显示右侧颈动脉斑块形成（红箭头）

右眼OCTA：视网膜各层可见无灌注区（图9-7）。

【诊断】

右眼视网膜中央动脉阻塞；右眼视网膜中央静脉阻塞；高血压病2级（高危）；高脂血症。

【治疗经过】

1. 吸氧、降眼压。

2. 扩血管、消水肿：盐酸罂粟碱静脉滴注，复方樟柳碱注射液颞浅动脉旁注射，阿托品与地塞米松磷酸钠隔天交替球后注射。

3. 降血压、降血脂。

【随访】

出院1周后复查。视力（裸眼）：右眼0.2，左眼1.0；眼压：右眼12.5 mmHg，左眼14.9 mmHg。右眼结膜无充血，角膜透明，前房深，瞳孔对光反射较前好转，晶状体混浊，玻璃体混浊，眼

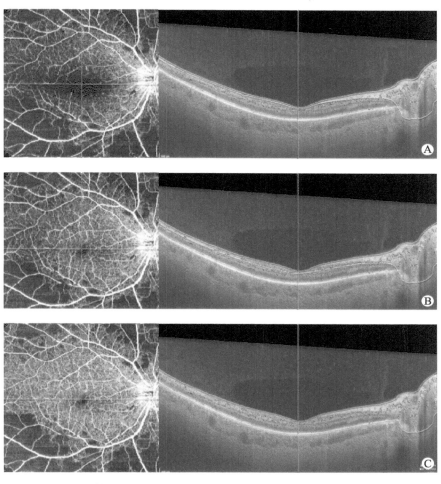

A. 放射状毛细血管网；B. 浅层血管复合体；C. 视网膜层。

图 9－7　右眼 OCTA

底视乳头边界模糊，视网膜大量斑点状出血，黄斑水肿；左眼结膜无充血，角膜透明，前房深度可，Tyn（－），虹膜纹理清晰，瞳孔圆，直径约 3 mm，对光反射灵敏，晶状体轻度混浊，玻璃体混浊，视乳头色可界清，视网膜在位，黄斑中心凹反光弱。右眼眼底广角照相显示视网膜大量斑点状出血（图 9－8）。OCT 显示右眼视网膜黄斑区积液较前减少（图 9－9）。出院 2 周后行右眼玻璃体腔抗 VEGF 注射治疗。

笔记

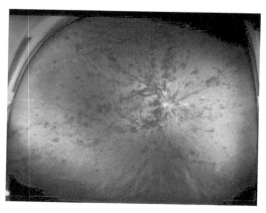

图 9-8　出院 1 周后复查右眼眼底广角照相

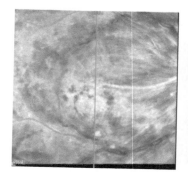 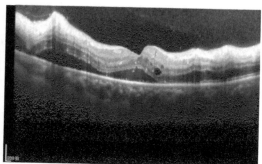

图 9-9　出院 1 周后复查右眼 OCT

🔬 病例分析

　　视网膜中央动脉阻塞合并中央静脉阻塞在临床上较为罕见，其发病率小于单纯的视网膜动脉或静脉阻塞。一项针对 5151 例视网膜血管阻塞的回顾性研究表明，视网膜动脉合并静脉阻塞的病例只占 0.3%（共 17 例，其中 CRAO + CRVO 9 例，BRAO + BRVO 6 例，BRAO + CRVO 1 例，CRAO + BRVO 1 例）。该病通常为急性起病，可导致突发性无痛性视力丧失。多种系统性因素与视网膜血管阻塞相关，在 40 岁以上人群中，高龄、高血压、高脂血症、糖尿病和青光眼是视网膜血管阻塞的危险因素，在 40 岁以下人群中遗传性和获得性凝血障碍和高黏血症等疾病为其危险因素。这些危险因素容易导致 Virchow 三联征的一个或多个临床表现——高凝状态、血管内皮损伤及血流动力学变化（如静脉停滞或湍流），最终导致血栓形成，从而引起动脉阻塞，甚至动静脉联合阻塞。已有报道表明，系统性红斑狼疮、白塞病、后巩膜炎、白血病、球后注射和眼外伤等都可能导致该病的发生。

视网膜中央动脉阻塞合并中央静脉阻塞的临床表现包括视力下降、相对性瞳孔传入障碍及视网膜中央动、静脉阻塞相关的体征，即视网膜出血、视盘充血和水肿、视网膜静脉扩张和迂曲、棉絮斑、视网膜动脉狭窄（或呈白线状）、视网膜苍白水肿。由于视网膜后极部不均匀和不同程度的缺血，以及黄斑区视网膜的水肿和浆液性脱离，该病大多数患者黄斑中心凹的樱桃红斑并不典型。FFA 检查可表现为视网膜动脉充盈时间明显延迟，伴动、静脉充盈时间延长。造影后期视乳头及视网膜静脉管壁着色或出现渗漏。OCT 检查动脉阻塞早期可表现为视网膜内层增厚、反射增强，后期可出现视网膜内层萎缩变薄；视网膜静脉阻塞的 OCT 改变包括黄斑区视网膜增厚、黄斑囊样水肿及视网膜脱离等。

由于病例资料不足，尚未就视网膜中央动脉阻塞合并中央静脉阻塞的治疗方案达成共识。目前主要的治疗方法包括吸氧、球后注射阿托品和静脉注射血管扩张剂、玻璃体腔注射抗 VEGF 和视网膜激光光凝术。该病患者的预后通常较差，并且由于血管闭塞导致的

笔记

持续性缺氧和玻璃体腔 VEGF 水平的增加常发生虹膜红变和新生血管性青光眼等并发症，因此患者在首次出现症状后及时就诊是把握治疗时机的关键。此外，针对原发的系统性疾病也应进行积极治疗。

本病例患者发病急，右眼视力无痛性下降，专科查体见右眼视盘充血、水肿，视网膜静脉血管扩张、部分节段呈腊肠状，动脉血管细，交叉压迹征阳性，黄斑水肿，视网膜各个象限可见出血及棉絮斑，眼底荧光造影提示右眼视网膜中央动脉阻塞合并中央静脉阻塞相关表现，OCT 检查显示右眼黄斑区及视乳头区视网膜较大范围水肿增厚、神经上皮层局限性脱离，因此右眼视网膜中央动脉阻塞合并中央静脉阻塞的诊断较明确。患者有高血压、高脂血症及颈动脉、锁骨下动脉斑块，均为该病高危因素，在进行眼科治疗时需要同时针对上述系统疾病进行治疗和随访。

病例点评

视网膜中央动脉阻塞合并中央静脉阻塞通常为急性起病，可导致突发性无痛性视力丧失。

视网膜中央动脉阻塞合并中央静脉阻塞的临床表现包括视力下降、相对性瞳孔传入障碍及视网膜中央动、静脉阻塞相关的体征，FFA 和 OCT 等影像学检查可以辅助诊断。

主要的治疗方法包括吸氧、球后注射阿托品和静脉注射血管扩张剂、玻璃体腔注射抗 VEGF 和视网膜激光光凝术，此外还应重视系统疾病的治疗。

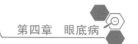

参考文献

1. RAVAL V, NAYAK S, SALDANHA M, et al. Combined retinal vascular occlusion：demography, clinical features, visual outcome, systemic comorbidities, and literature review. Indian Journal of Ophthalmology, 2020, 68(10)：2136 – 2142.

2. WU C, DAI R. Central retinal artery and vein occlusion. New England Journal of Medicine, 2021, 384(5)：e9.

3. KAHLOUN R, JELLITI B, ABROUG N, et al. Combined central retinal artery occlusion and central retinal vein occlusion secondary to Behçet's disease. Journal Francais d'Ophtalmologie, 2016, 39(7)：e191 – e192.

4. SHUKLA D, MOHAN K C, RAO N, et al. Posterior scleritis causing combined central retinal artery and vein occlusion. Retina, 2004, 24(3)：467 – 469.

5. SALAZAR MÉNDEZ R, FONOLLÁ GIL M. Unilateral optic disk edema with central retinal artery and vein occlusions as the presenting signs of relapse in acute lymphoblastic leukemia. Arch Soc Esp Oftalmol, 2014, 89(11)：454 – 458.

6. VASAVADA D, BASKARAN P, RAMAKRISHNAN S. Retinal vascular occlusion secondary to retrobulbar injection：case report and literature review. Middle East Afr J Ophthalmol, 2017, 24(1)：57 – 60.

7. BOURAOUI R, MGHAIETH F, BOULADI M, et al. Maamouri R EML. Combined central retinal arterial and venous occlusion after ocular contusion. J Fr Ophtalmol, 2016, 39(10)：e287 – e289.

8. WANG H, CHANG Y, ZHANG F, et al. Clinical features of combined central retinal artery and vein occlusion. Journal of Ophthalmology, 2019, 2019：1 – 7.

（谭笑　整理）

笔记

病例 10　病理性近视继发脉络膜新生血管、黄斑劈裂

病历摘要

【基本信息】

患者，女性，30 岁。

主诉：右眼视力下降伴视物变形半个月。

现病史：患者于就诊前一周在当地医院就诊，诊断为右眼黄斑水肿，口服活血化瘀、营养神经药物后无好转，且病情进一步加重。遂来我科就诊。患者生命体征平稳，精神、食欲佳，大小便正常。

既往史：患者 5 年前行双眼 LASIK 近视矫正手术，术前屈光度 −10.00 DS。

个人史、家族史：无特殊，否认外伤史。

【眼科检查】

矫正视力：右眼 0.1，左眼 0.8。双眼结膜无充血，角膜透明，前房清，深度正常，瞳孔圆，直径 3 mm，光反射存在，晶状体透明，视乳头界清、色红润、周围近视弧，视网膜在位，豹纹状眼底，右眼黄斑中心凹处片状出血，中心凹鼻下方小片黄白色病灶（图 10 − 1）。

笔记

FFA：右眼中心凹鼻下方 CNV 形成，荧光渗漏明显（图 10-2）。

黄斑 OCT：右眼黄斑中心凹偏鼻侧见神经上皮层下团块状高反射隆起（图 10-3）。

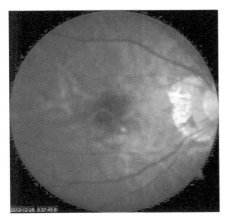

图 10-1　右眼豹纹状眼底，视乳头
周围近视弧，黄斑区片状出血，
中心凹鼻下方黄白色病灶

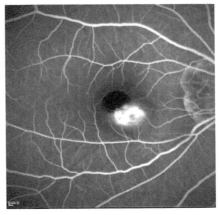

图 10-2　右眼黄斑中心凹鼻下方
荧光渗漏明显，中心凹处
出血遮蔽荧光

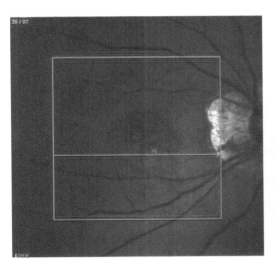
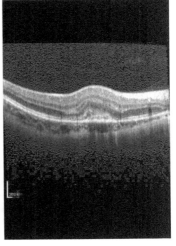

图 10-3　右眼黄斑区神经上皮层下团块状高反射病灶

【辅助检查】

完善相关血液检查，输血前病原学全套均为阴性，血常规、肝肾功能检测结果未见异常。

【诊断】

右眼高度近视继发脉络膜新生血管；双眼病理性近视；双眼屈光性近视矫正术后。

【治疗经过】

患者当时参加了某抗 VEGF 药物临床试验，给予光动力疗法治疗 1 次。1 个月后复查：右眼矫正视力 0.06，黄斑 OCT 显示 CNV 增大，病灶区域视网膜间积液增多（图 10 - 4）。患者自觉视力下降及视物变形明显，要求退出临床试验。退出试验后，在门诊继续治疗，给予抗 VEGF 药物治疗 3 次（每月 1 次），每次治疗后患者 CNV 均变小，且渗出减少，视力变好。第 3 针注射 1 个月后复查：右眼矫正视力 0.8；黄斑区病灶呈黄灰色瘢痕样改变（图 10 - 5）；黄斑 OCT：CNV 病灶瘢痕化（图 10 - 6）；FFA：右眼黄斑区 CNV 病灶稳定，无渗漏。此后 2 年复查眼底病灶均稳定，未再复发。

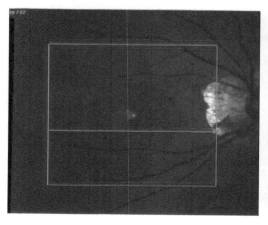
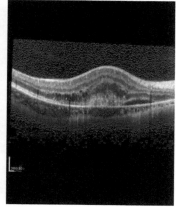

图 10 - 4　右眼黄斑区神经上皮层下团块状高反射病灶，
视网膜间积液增多

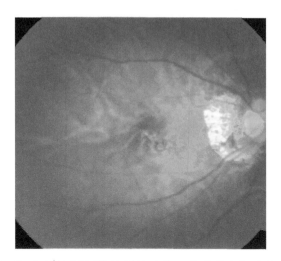

图 10 −5　3 针抗 VEGF 注射治疗后，右眼黄斑区出血吸收，
中心凹鼻下方病灶呈黄灰色瘢痕样改变

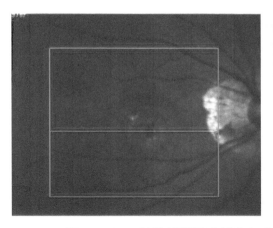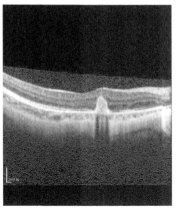

图 10 −6　3 针抗 VEGF 注射治疗后，OCT 显示右眼黄斑
中心凹鼻下方病灶瘢痕化

【随访】

　　2 年后，患者因"右眼视物模糊伴变形 1 个月"前来就诊。查体：右眼视力 0.2（ −4.00 DS → 0.7 +2）；双眼结膜无充血，角膜透明，前房清，深度正常，瞳孔圆，直径 3 mm，光反射存在，晶状体透明，视乳头边界清、色红润、周围近视弧，视网膜在位，豹纹状眼底，右眼黄斑区中心凹鼻下方褐色病灶（图 10 −7）；FFA：

笔记

黄斑中心凹病灶强荧光，周围荧光积存疑似渗漏（图10-8）；黄斑OCT：黄斑区（图10-9）及黄斑下方（图10-10）神经上皮层层间囊腔样改变，RPE层高反射隆起，与2年前病灶隆起程度未见明显变化。2个月后再次验光：右眼矫正视力0.7+2（-5.25 DS）。

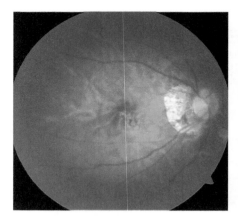

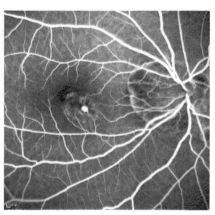

图10-7 2年后右眼视力下降、视物变形，眼底彩照显示黄斑中心凹鼻下方褐色病灶

图10-8 2年后右眼视力下降、视物变形，FFA检查显示右眼中心凹鼻下方病灶呈强荧光，周围一圈不规则荧光积存病灶

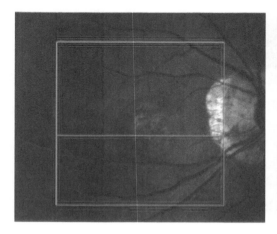

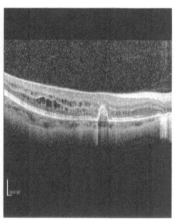

图10-9 2年后右眼视力下降、视物变形，OCT显示黄斑鼻下方CNV病灶，病灶周围囊腔样改变

笔记

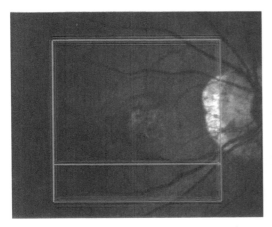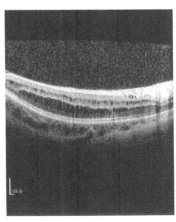

图 10 - 10　2 年后右眼视力下降、视物变形，
OCT 显示黄斑下方视网膜囊腔样改变

回顾患者资料：第 1 次发病时右眼眼轴 26.78 mm，末次来诊右眼眼轴 27.89 mm。患者眼轴变长、近视度数增加，加上近视矫正术前屈光度，患者近视接近 - 15.00 D。修正诊断：双眼高度近视；双眼病理性近视；右眼黄斑区视网膜劈裂；右眼脉络膜新生血管抗 VEGF 治疗后（瘢痕形成）；双眼近视矫正术后。

暂无特殊处理。定期复查，随访至今，患者矫正视力稳定在 0.8 - 1（ - 5.75 DS）。

🔬 病例分析

随着近视年轻化，高度近视患者越来越多，出现变性改变的患者也日益增多，且日趋年轻化。病理性近视患者可出现黄斑出血，部分患者伴有脉络膜新生血管形成，需要进行抗 VEGF 治疗。病理性近视可出现黄斑区视网膜劈裂，需注意与黄斑水肿鉴别。

临床上屈光度高于 6.00 D 的近视或眼轴 >26 ~ 27 mm 的变性近视称为高度近视或病理性近视。病理性近视可引起多种并发症，常

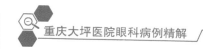

见的眼底并发症包括玻璃体混浊变性、黄斑裂孔、视网膜劈裂、周边视网膜变性及裂孔、视网膜脱离、黄斑区脉络膜新生血管（CNV）等病变。

老年性黄斑变性、病理性近视、中心性渗出性脉络膜视网膜病变、眼底血管样条纹及一些 RPE 层破坏的眼底疾病会继发脉络膜新生血管。新生血管没有完整的血管内皮，容易出血渗出，是引起患者视力下降的重要原因。该病需与以下疾病相鉴别。

湿性老年性黄斑变性：该病见于老年患者。本患者为中青年女性，且既往患高度近视，伴眼底改变。故可鉴别。

中心性渗出性脉络膜视网膜病变：该病多见于 20～40 岁患者，多为单眼发病；黄斑区呈灰白色浓密的圆形或类圆形渗出性病灶；FFA：动脉期可见病灶处辐射状或颗粒状荧光，迅速扩大增强渗漏，晚期持续不退。与本病特点不符，故可鉴别。

脉络膜新生血管的治疗手段包括抗 VEGF 药物治疗、光动力疗法（photodynamic therapy，PDT）、激光治疗、经瞳孔温热疗法（transpupillary thermotherapy，TTT）、手术治疗等。玻璃体腔注射抗 VEGF 药物目前是脉络膜新生血管疾病的一线治疗。PDT 效果欠佳，且可能损伤正常组织，应谨慎使用。普通激光对组织有损伤性，仅适用于远离黄斑中心凹的病变，且激光瘢痕会扩大，引起损伤扩大，部分激光会破坏 RPE 层，引起 CNV 复发，复发后难以再次用激光治疗。TTT 对能量要求高，能量选择要求高度个体化，该治疗手段对正常组织有一定损害，随时间推移视力有所下降，目前应用较少。通过玻璃体手术取出脉络膜新生血管膜创伤大，临床上运用也较少。以上治疗手段均有局限性及风险，使用时应充分权衡利弊。

本患者最开始采用 PDT 治疗，治疗 1 个月后，CNV 明显增大，渗出增多，无明显疗效。患者行 3 针抗 VEGF 治疗后，病灶局限，CNV 瘢痕化，矫正视力提高至 0.8，说明抗 VEGF 注射治疗效果好，且安全性高。病情稳定 2 年后，患者再次出现视力下降及视物变形，经检查，发现视网膜层间囊腔样改变。仔细阅读当时的 FFA 及 OCT 检查结果，FFA 上无明显荧光渗漏，仅为荧光增强，考虑是荧光素漏入劈裂区域视网膜所致，OCT 上黄斑区囊腔样改变是视网膜劈裂引起的视网膜改变，而不是黄斑水肿。验光显示近视度数增加，加上患者近视术前的近视度数，患者近视接近 -15.00 D，测眼轴发现患者眼轴增长，符合视网膜劈裂的诊断特点。此后未再给予抗 VEGF 治疗及其他治疗，一直随访至今，患者矫正视力稳定在 0.8，视物变形情况无明显加重。

目前患者右眼近视度数逐年有所增加，眼轴也在变长，但矫正视力好，不需要特殊治疗。此类患者应密切随访，定期复查眼底、黄斑 OCT、眼轴、近视度数，以观察病变是否继续进展。出现问题需及时处理，如果黄斑区视网膜劈裂加重，引起严重视力下降，可考虑行玻璃体切割术或后巩膜加固术。

病例点评

病理性近视可继发视网膜劈裂，由于视网膜劈裂的表现缺乏典型性，容易与黄斑水肿混淆。视网膜劈裂是指视网膜神经上皮层间发生分离，层间见桥样或丝状连接。黄斑囊样水肿是继发于其他疾病的一种表现，不是一种独立的疾病，原发疾病引起黄斑区小血管壁损害，液体从血管内渗漏到视网膜外丛状层，形成囊样改变，严

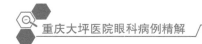
重者呈花瓣状。临床上需仔细鉴别视网膜劈裂与黄斑水肿，切勿混淆，否则会引起误诊误治。

参考文献

1. 刘维锋，黄国富，刘莉莉. 近视性黄斑病变的进展模式及自然病程. 中华眼底病杂志，2018，34(5)：508 – 511.

2. LAI T, STAURENGHI G, LANZETTA P, et al. Efficacy and safety of ranibizumab for the treatment of choroidal neovascularization due to uncommon cause：twelve-month results of the minerva Study. Retina (Philadelphia, Pa.), 2018, 38(8)：1464 – 1477.

3. 占宗议，李梓敬，丁小燕. 病理性近视继发脉络膜新生血管诊疗现状与进展. 中华眼底病杂志，2016，32(1)：104 – 107.

4. 张士胜，廖华萍，王康孙. 病理性近视脉络膜新生血管的激光治疗. 医学综述，2008，19：2959 – 2963.

5. 叶璐，马小平，王勇，等. 经瞳孔温热疗法治疗病理性近视性脉络膜新生血管的临床观察. 国际眼科杂志，2007，7(3)：830 – 832.

6. STOLBA U, KREBS I, LAMAR P, et al. Long term results after transpupillary thermotherapy in eyes with occult choroidal neovascularisation associated with age related macular degeneration：a prospective trial. The British Journal of Ophthalmology, 2006, 90(2)：158 – 161.

7. 肖亚伟，郝玉华，尚庆丽，等. 玻璃体切割联合内界膜剥除和巩膜缩短手术治疗高度近视黄斑劈裂疗效观察. 中华眼底病杂志，2017，33(4)：373 – 377.

8. 严密. 黄斑囊样水肿. 中华眼底病杂志，2002，18(3)：234 – 235.

（郝晓莉　整理）

病例 11　后巩膜炎

病历摘要

【基本信息】

　　患者，女性，16岁。

　　主诉：右眼视力下降4天。

　　现病史：患者4天前无明显诱因感右眼视力下降，伴眼球转动痛、眼红，不伴头晕、头痛及恶心呕吐等不适。

　　既往史：双眼屈光不正。2年前曾被诊断为右眼巩膜炎及右眼眶蜂窝织炎。否认全身病及外伤史。

　　个人史：无特殊。

【眼科检查】

　　视力：右眼0.4（PL→0.4），左眼0.2（-4.00 DS→1.0）；眼压：右眼15 mmHg，左眼12 mmHg。

　　右眼结膜轻度充血，角膜透明，前房深，Tyn（-），瞳孔圆，直径约3 mm（与左眼等大），RAPD（+），晶状体透明，玻璃体细胞（+）。眼底：右眼视乳头边界模糊，黄斑区视网膜浆液性脱离，后极部脉络膜褶皱，视乳头上方局限性视网膜脱离；左眼前节（-），眼底视乳头界清色红，黄斑中心凹反光可见（图11-1、图11-2）。

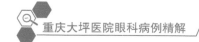

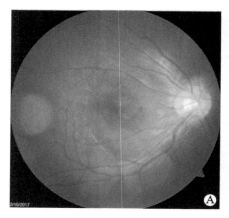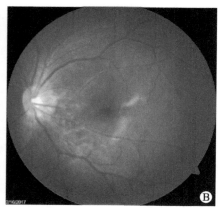

A. 右眼后极部视乳头边界模糊，脉络膜皱褶，黄斑区视网膜脱离；B. 左眼视乳头稍拥挤，边界清楚、色红。

图 11 - 1　双眼眼底检查

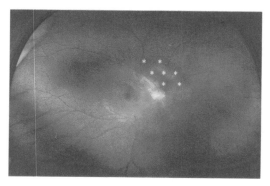

右眼视乳头上方视网膜局限性渗出性脱离（＊）。

图 11 - 2　眼底广角彩照

【辅助检查】

实验室检查：血常规、尿培养、便常规、凝血 6 项、血沉、自身抗体、HLA-B27、补体 2 项、免疫球蛋白 3 项、风湿 3 项、结核分枝杆菌抗体、乙型肝炎、丙型肝炎、梅毒、HIV、TORCH 均无异常。

影像学检查：因患者牙齿正畸有金属，不能行眼眶 MRI 检查，故改行眼眶 CT 增强：右侧视神经增粗，边缘毛躁，周围脂肪间隙清晰，增强扫描未见异常强化（图 11 - 3）。头颅、全脊柱增强 MRI、胸片、泌尿系统彩超均未见异常。

眼部 B 超：多灶性视网膜浅脱离，眼球壁增厚，可见"T"形征（图 11 -4）。FFA：后期视乳头荧光增强，无明显渗漏，边界清楚；荧光素积存于视乳头上方及黄斑区视网膜下（图 11 -5）。黄斑 OCT：黄斑区多发神经上皮层脱离（图 11 -6）。视野：生理盲点扩大，中心暗点（图 11 -7）。电生理：VEP P100 未能诱导出明显波形（图 11 -8）。ERG：明适应、暗适应 a、b 波振幅降低（图 11 -9）。

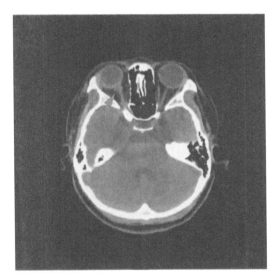

右侧视神经增粗，边缘毛躁（红箭头）。

图 11 -3　眼眶增强 CT

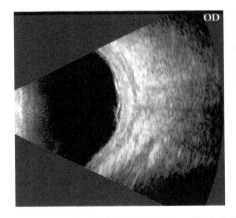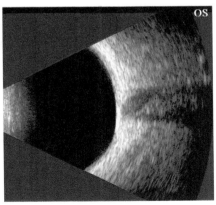

右眼多灶性视网膜浅脱离，眼球壁增厚，"T"形征形成。左眼无异常。

图 11 -4　眼部 B 超

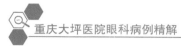
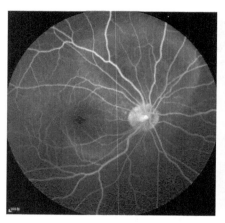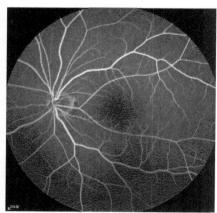

右眼 FFA 后期（12′12″）荧光素积存于视乳头上方及黄斑区视网膜下，视乳头荧光增强，边界清楚。左眼 FFA 未见异常。

图 11-5　FFA

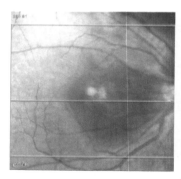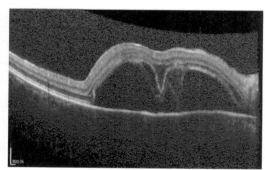

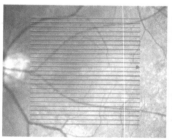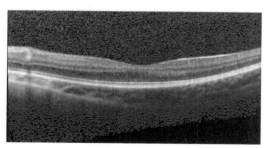

右眼黄斑 OCT 提示视网膜增厚，黄斑区神经上皮层较大范围脱离。左眼黄斑 OCT 未见异常。

图 11-6　黄斑 OCT

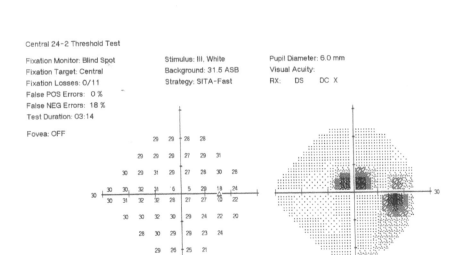

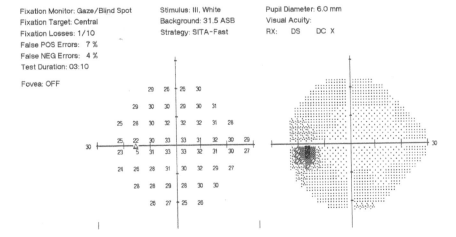

图 11 -7 视野：右眼生理盲点扩大，中心暗点；
左眼未见明显异常

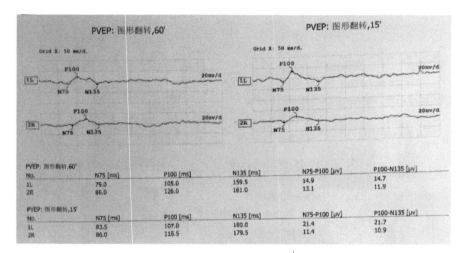

PVEP: 图形翻转,60'

PVEP: 图形翻转,60'					
No.	N75 [ms]	P100 [ms]	N135 [ms]	N75-P100 [μV]	P100-N135 [μV]
1L	79.0	105.0	159.5	14.9	14.7
2R	88.0	126.0	161.0	13.1	11.9

PVEP: 图形翻转,15'					
No.	N75 [ms]	P100 [ms]	N135 [ms]	N75-P100 [μV]	P100-N135 [μV]
1L	83.5	107.0	180.0	21.4	21.7
2R	86.0	118.5	179.5	11.4	10.9

图 11 -8   VEP 右眼 P100 波潜伏期明显延迟，振幅降低；
左眼 P100 波未见明显异常

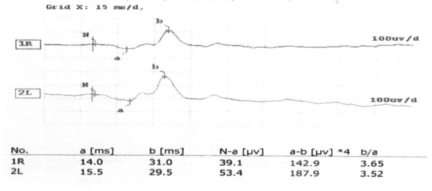

No.	a [ms]	b [ms]	N-a [μV]	a-b [μV] *4	b/a
1R	14.0	31.0	39.1	142.9	3.65
2L	15.5	29.5	53.4	187.9	3.52

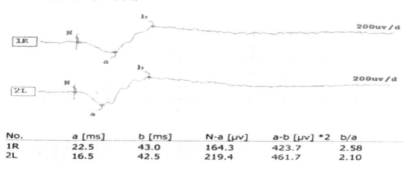

No.	a [ms]	b [ms]	N-a [μV]	a-b [μV] *2	b/a
1R	22.5	43.0	164.3	423.7	2.58
2L	16.5	42.5	219.4	461.7	2.10

笔记

图 11 -9   ERG 右眼明适应、暗适应 a、b 波振幅较左眼降低

【诊断】

右眼后巩膜炎，右眼视神经炎，右眼渗出性视网膜脱离，双眼屈光不正。

【治疗经过】

入院后完善相关检查，排除激素禁忌证后给予：全身静脉输注甲强龙0.5 g，2次/日×3日→0.5 g，1次/日×4日。口服醋酸泼尼松片1 mg/（kg·d），每周减量。常规护胃、补钾、补钙、营养神经治疗。

【随访】

治疗后1个月复诊，结果如下。

1. 视力：右眼0.3（−2.5 DS→0.8），左眼0.2（−4.00 DS→1.0同前）。眼压：右眼13.7 mmHg，左眼11.7 mmHg。

2. 眼底后极部视网膜水肿减轻，褶皱消失（图11−10）；B超：T形征近消失（图11−11）；黄斑OCT神经上皮层下液体消失，椭圆体带、嵌合体带反射减弱或消失（图11−12）；视野：生理盲点略扩大（图11−13）。

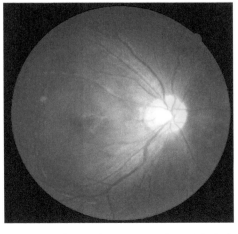

图11−10 眼底后极部彩照显示右眼后极部视网膜
水肿明显减轻，褶皱消失

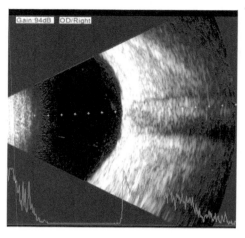

图 11－11　B 超显示右眼 T 形征不明显

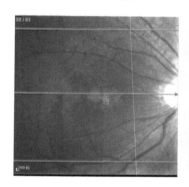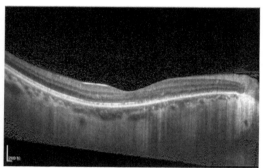

图 11－12　黄斑 OCT 显示椭圆体带、嵌合体带反射减弱或消失

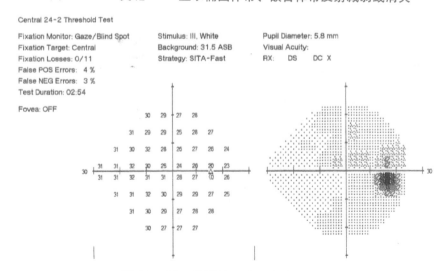

图 11－13　视野显示生理盲点略扩大

病例分析

后巩膜炎是指赤道后部及视神经周围巩膜的炎症，严重者可累及脉络膜、视网膜及视神经。该病约占巩膜炎的10%，可以是弥漫型或结节型，因其临床表现多样性及隐蔽性，容易被临床医生误诊或漏诊，故其实际发病率可能高于10%，是眼部最易漏诊的可治疾病之一。多单眼发病，初诊为双眼者为10%～33%，中年女性好发。巩膜炎与全身血管性自身免疫性疾病、胶原性疾病和代谢性疾病关系密切，其中，类风湿性关节炎、系统性红斑狼疮和pANCA阳性相关的系统性血管炎最常见。有研究显示，50岁以上的患者患相关全身性疾病的风险增加，并且更有可能出现视力丧失。而儿童患者多数难以找出病因。

后巩膜炎最常见的症状有程度不同的眼痛、眼红、视力下降，疼痛程度与前部巩膜受累程度有关。一些患者可没有明显症状，或仅有其中一种症状。严重的患者可出现眼睑水肿、球结膜水肿、眼球突出和复视，此类患者往往与眶蜂窝织炎难以区别。

视力下降是最常见的症状，原因为巩膜的炎症引起相应视网膜的炎症，可致黄斑囊样水肿，甚至导致视神经炎的发生。另外，后巩膜弥漫增厚可使眼轴变短，使近视度数减少或远视增加，引起视疲劳。

眼底可出现：①界线清楚的眼底肿块，常见于结节性后巩膜炎引起的脉络膜隆起；②脉络膜皱襞、视网膜条纹、视盘水肿，这是后巩膜炎的主要眼底表现；③环形脉络膜脱离、环形睫状体脉络膜脱离可引起眼压升高；④渗出性黄斑脱离，常见于年轻女性，这种脱离仅限于后极部。

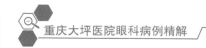
对于原因不明的视盘水肿、脉络膜皱褶、界线清楚的眼底肿块、脉络膜脱离、视网膜脱离和闭角型青光眼等，应想到后巩膜炎的可能。诊断可依据以下几点：①详细询问患者全身病史，有无血管炎、结缔组织病和风湿性疾病，进行相应的全身系统检查（包括胸部、脊柱、骶髂关节的 X 线检查等）及实验室检查也是十分必要的。如果怀疑感染可行相关实验室检查。②眼部 B 超：巩膜壁厚度一般认为 >2 mm 为异常。B 超可显示眼球后壁变平、各层增厚以及球后水肿、筋膜囊水肿、神经鞘增宽，可形成典型的 T 形征，严重者可出现脉络膜或视网膜脱离。对于眼前节无任何炎症体征的后巩膜炎患者，B 超检查尤为重要，是诊断的重要手段。③OCT：可出现脉络膜增厚、视网膜神经上皮层脱离及视乳头神经纤维层厚度增加。④FFA：有视网膜下渗液的患者，FFA 早期见脉络膜背景荧光呈斑驳状，随后出现多个针尖大小强荧光灶，并逐渐变大变亮。晚期这些病灶的荧光素渗入视网膜下。⑤CT：后巩膜增厚及视神经增粗。

本例患者还应与以下疾病鉴别。①福格特－小柳－原田综合征：好发于 20～50 岁青壮年。病程可达数年或数十年之久。本病有眼葡萄膜炎、视网膜出血和剥离、白癜风、秃头、白毛症（头发、眉毛、睫毛变灰白）和神经系统损害。发病前 1～2 周内多数有感冒症状、脑膜刺激征、耳鸣、听力障碍及意识障碍，偶可见偏瘫、失语、脑神经瘫痪。双眼可同时或先后出现弥漫性渗出性葡萄膜炎，视力高度减退。福格特－小柳－原田综合征患者虹膜睫状体炎明显，角膜后壁有大小不等的角膜沉积物（KP）和虹膜结节，易引起虹膜后粘连，屈光间质混浊。原田综合征患者视盘充血水肿，黄斑部水肿更明显，后极视网膜斑状水肿发灰，常引起视网膜脱离。本病例患者为 16 岁青少年女性，临床症状为单眼眼球转动疼痛，无头痛、耳鸣等神经系统损害症状，无毛发变白，虹膜睫状体炎体征不明显，kp-，tyn-；患者渗出性视网膜脱离 FFA 晚期提示视盘上方及黄斑区两处片状视网膜下荧光素积存，周边血管无迂曲染色也与小柳原田综合征患者并发渗出性视网膜脱离的 FFA 晚期表现为多囊性、多灶性大小不等强荧光，周边血管迂曲染色不相符，故可以排除该病。②眶蜂窝织炎：可出现上睑下垂、球结膜水肿、眼球突出等症状。后巩膜炎其水肿程度较眶蜂窝织炎重，而眼球突出较其轻。本病例患者既往曾诊断为"右眼眶蜂窝织炎"，也可看出这两种疾病在临床上易混淆，需要仔细鉴别。该患者此次仅为右眼结膜轻充血，未出现球结膜水肿、眼球突出等症状，故可以排除该病。③原发性视神经炎：患者单眼视力下降，伴眼球转痛，眼底视盘边界欠清，眼眶 CT 提示视神经增粗均提示视神经炎症，但患者同时伴有后巩膜炎症，而严重的后巩膜炎可以累及视神经，通过一元论，考虑患者此次视神经炎为继发性视神经炎。

　　治疗上，如果为感染因素引起应给予抗感染治疗，非感染性炎症可给予非甾体抗炎药、糖皮质激素或联合免疫抑制剂治疗。若病情较轻，后巩膜炎症未波及黄斑，可选择口服非甾体类抗炎药物加局部糖皮质激素眼药；当炎症累及黄斑甚至视神经时，应联合全身应用糖皮质激素，视病情变化，1~2 周后开始减量，并适当补钾、补钙，以减少全身不良反应；伴全身相关性疾病、皮质类固醇反应不足或不耐受、复发患者可增加免疫抑制剂，以防止巩膜炎复发。在用药期间，应监测肝肾功能。生物制剂（如利妥昔单抗等）也越来越多地用于难治性巩膜炎的治疗。也有研究表明，1/3~2/3 的患者会复发。

　　后巩膜炎是一种少见且可能致盲的眼部疾病。但是，如果及时做出诊断，则可以有效地进行治疗，早期治疗可以有效减少视力损

笔记

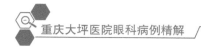

害。影像学检查对于诊断至关重要。细致的病史采集、详细的眼部检查及采用多学科方法进行有针对性的调查以发现任何潜在的全身性疾病对于巩膜炎病例的诊治至关重要。患有相关全身性疾病的患者需要更积极的免疫抑制治疗和长期随访。

病例点评

该患者眼底视乳头边界欠清，后极部出现多灶性视网膜脱离，应与福格特 – 小柳 – 原田综合征相鉴别。通过患者年龄，单眼发病，发病前无感冒前驱症状，无头痛、耳鸣、听力下降，无前节炎症体征，FFA 与福格特 – 小柳 – 原田综合征渗出性视网膜脱离的典型表现不相符可以做出鉴别诊断。对原因不明的脉络膜皱褶、视盘水肿、脉络膜脱离和视网膜脱离等，应想到后巩膜炎的可能。

有文献表明，严重后巩膜炎可以累及黄斑甚至视神经，该患者同时出现后巩膜炎及视神经炎的表现，通过一元论，应考虑患者此次视神经炎继发于后巩膜炎。

本例患者发病时屈光度数为 0，治疗后屈光度数为 – 2.5 DS，原因为发病时后巩膜增厚，眼轴变短。

对于眼前节无任何炎症体征的后巩膜炎患者，B 超检查显得尤为重要，是诊断后巩膜炎的重要手段。

参考文献

1. ANDO Y, KEINO H, NAKAYAMA M, et al. Clinical features, treatment, and visual outcomes of Japanese patients with posterior scleritis. Ocul Immunol Inflamm, 2020, 28(2): 209 – 216.

2. GONZALEZ-GONZALEZ L A, MOLINA-PRAT N, DOCTOR P, et al. Clinical features and presentation of posterior scleritis: a report of 31 cases. Ocul Immunol

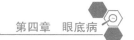

Inflamm, 2014, 22(3): 203 – 207.

3. TANAKA R, KABURAKI T, OHTOMO K, et al. Clinical characteristics and ocular complications of patients with scleritis in Japanese. Jpn J Ophthalmol, 2018, 62(4): 517 – 524.

4. MCCLUSKEY P J, WATSON P G, LIGHTMAN S, et al. Posterior scleritis: clinical features, systemic associations, and outcome in a large series of patients. Ophthalmology, 1999, 106(12): 2380 – 2386.

5. LAVRIC A, GONZALEZ-LOPEZ J J, MAJUMDER P D, et al. Posterior scleritis: analysis of epidemiology, clinical factors, and risk of recurrence in a cohort of 114 patients. Ocul Immunol Inflamm, 2016, 24(1): 6 – 15.

6. CHEUNG C M, CHEE S P. Posterior scleritis in children: clinical features and treatment. Ophthalmology, 2012, 119(1): 59 – 65.

7. MALLICK J, PUJAHARI S, MAHARANA P K. Posterior scleritis presenting as conjunctivitis in a child. BMJ Case Rep, 2016, 2016bcr2016217968.

8. ALLY N, MAKGOTLOE A. Nodular posterior scleritis masquerading as a subretinal mass. Middle East Afr J Ophthalmol, 2020, 27(4): 231 – 234.

9. BENSON W E. Posterior scleritis. Surv Ophthalmol, 1988, 32(5): 297 – 316.

10. DUTTA MAJUMDER P, AGRAWAL R, MCCLUSKEY P, et al. Current approach for the diagnosis and management of noninfective scleritis. Asia Pac J Ophthalmol (Phila), 2020, 10(2): 212 – 223.

11. NEVARES A, RAUT R, LIBMAN B, et al. Noninfectious autoimmune scleritis: recognition, systemic associations, and therapy. Curr Rheumatol Rep, 2020, 22 (4): 11.

（徐燕　整理）

笔记

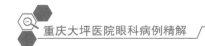

病例 12　多发性一过性白点综合征

病历摘要

【基本信息】

患者，男性，19 岁。

主诉：左眼中央黑影遮挡伴视力下降 2 天。

现病史：2 天前患者无明显诱因出现左眼中央黑影遮挡感，伴视力下降、闪光感，伴视物变暗，不伴视物变形；不伴眼红、眼痛、畏光。

既往史：1 年前因"双眼屈光不正"行双眼全飞秒激光角膜屈光手术；否认乙型肝炎、结核等传染病病史；无风湿、甲状腺功能亢进症等自身免疫性疾病史；无糖尿病、高血压、心脏病病史；无药物、食物过敏史。

个人史：无放射物、毒物接触史；无吸烟、饮酒等不良嗜好。

【眼科检查】

视力：右眼 1.0，左眼 0.4；眼压：右眼 11 mmHg，左眼 9.5 mmHg；双眼前节未见明显异常，眼底豹纹状，右眼黄斑中心凹反光可见，左眼后极部可见淡灰白色点状病灶，边界欠清，黄斑中心凹颗粒状改变（图 12 - 1）。

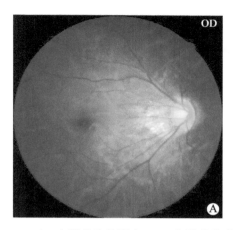
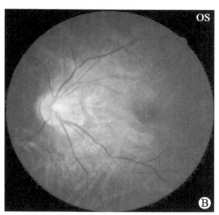

A. 右眼豹纹状眼底；B. 左眼豹纹状眼底，后极部可见淡灰白色点状病灶，边界欠清，黄斑中心凹颗粒状改变。

图 12 - 1　眼底照相

　　自发荧光：右眼未见异常；左眼后极部以视乳头为中心弥漫性点状强自发荧光，部分融合（图 12 - 2）。FFA：右眼后极部未见异常荧光；左眼后极部可见强荧光斑点（图 12 - 3）。ICGA：右眼晚期未见异常；左眼晚期与 FFA 强荧光灶相对应处呈弱荧光

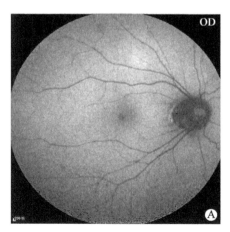
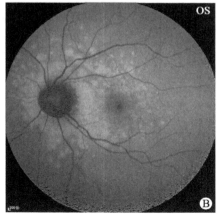

A. 右眼未见异常；B. 左眼后极部以视乳头为中心弥漫性点状强自发荧光，部分融合。

图 12 - 2　眼底自发荧光

笔记

灶（图 12 - 4）。黄斑 OCT：右眼未见异常；左眼黄斑区椭圆体带、嵌合体带多处反射减弱或消失（图 12 - 5）。视野：右眼未见异常；左眼可见与生理盲点相连的中心及颞侧不规则缺损（图 12 - 6）。

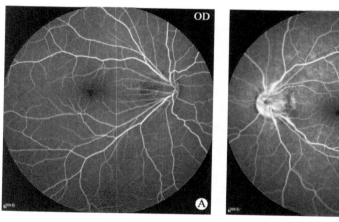

A. 右眼后极部未见异常荧光；B. 左眼后极部强荧光斑点。

图 12 - 3　FFA

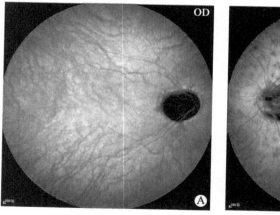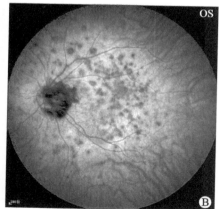

A. 右眼晚期未见异常；B. 左眼晚期与 FFA 强荧光灶相对应的斑点状弱荧光灶。

图 12 - 4　ICGA

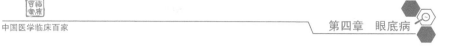

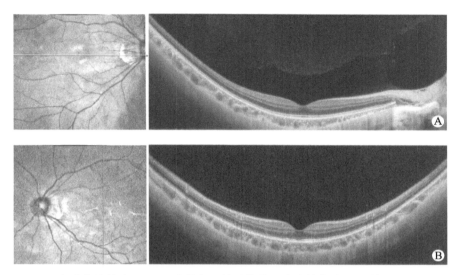

A. 右眼未见异常；B. 左眼黄斑区椭圆体带、嵌合体带多处反射减弱或消失。

图 12 - 5　黄斑 OCT

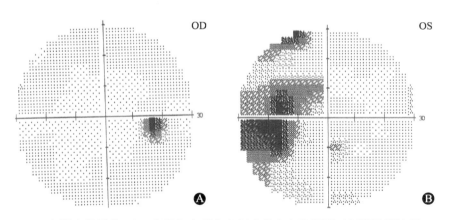

A. 右眼未见异常；B. 左眼与生理盲点相连的中心及颞侧不规则视野缺损。

图 12 - 6　视野

【辅助检查】

实验室检查：血常规、尿常规、便常规、血沉、PCT、自身抗体、HLA-B27、风湿 2 项、甲状腺功能、T-SPOT、乙型肝炎、丙型肝炎、梅毒、HIV 均为阴性。

【诊断】

左眼多发性一过性白点综合征；双眼近视矫正术后。

【治疗经过】

口服甲泼尼龙片 40 mg，1 次／日，逐渐减量，5 天减 1 粒。

【随访】

半个月后，患者自觉左眼中央黑影遮挡感明显好转，遂来复诊。视力：右眼 1.0，左眼 0.8。

左眼黄斑 OCT：黄斑中心凹椭圆体带、嵌合体带趋于完整（图 12 -7）。左眼视野：仅为生理盲点轻度扩大（图 12 -8）。左眼眼底自发荧光显示后极部强自发荧光斑仍未完全消失（图 12 -9）。

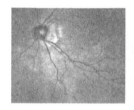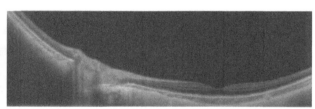

图 12 -7　左眼黄斑 OCT 显示黄斑中心凹椭圆体带、嵌合体带趋于完整

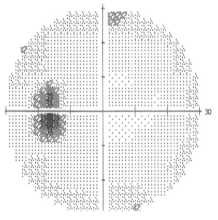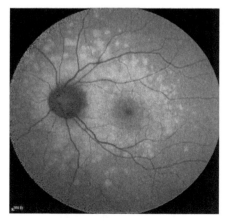

图 12 -8　左眼视野显示生理盲点轻度扩大　　　　图 12 -9　左眼眼底自发荧光：仍可见后极部多灶性强自发荧光斑

笔记

病例分析

多发性一过性白点综合征（multiple evanescent white dot syndrome，MEWDS）是一种原因不明、急性、多灶性的位于视网膜深层或视网膜色素上皮层的白色点状病变。

MEWDS 的发病原因及发病机制目前尚不明确，普遍认为其属于自身免疫性疾病。但也有学者将其视为原发性脉络膜毛细血管炎/炎症性脉络膜毛细血管病，或者脉络膜毛细血管灌注不足引起的短暂性疾病。

该病多见于青年女性和近视患者，男：女 = 1∶5，发病年龄 20～40 岁，无种族或遗传特异性。患者通常为急性起病，50% 的患者起病前可有上呼吸道感染症状；部分患者起病前有水痘、甲型肝炎、乙型肝炎等病毒感染史或有近期疫苗接种史；部分患者曾被诊断为自身免疫性疾病。患者多单眼急性发病，也可累及双眼。

患者可出现视物模糊或视力轻中度下降，闪光幻觉（闪烁感或闪光感），中心凹旁视野缺损是其常见症状，以上症状可以单独出现也可以同时出现。玻璃体透明或可见灰白色颗粒细胞。眼底检查可以发现，在视网膜后极部至中周部，视网膜深层散在边界不清白色点状病灶，黄斑部可出现橘黄色颗粒状改变。由于白色点状病灶出现时间有限，患者就诊时白色点状病灶可能已经消失，但黄斑部橘黄色颗粒状改变会持续存在，所以有学者提出黄斑中心凹颗粒状改变可能是 MEDWS 唯一表现体征。

有学者提出利用多模式影像诊断三联征，即 ICGA 弱荧光灶、FAF 自发强荧光灶和 SD-OCT 上椭圆体带反射减弱或消失，可提高

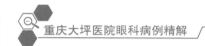

MEWDS 诊断的准确度，并确保随访的精确性。但也有学者认为，虽然一组独特的临床检查和影像学检查结果可以识别这种疾病，但其误诊并不少见，约占26%。有些严重的炎症、感染（梅毒、结核等）和肿瘤性疾病也会出现与 FAF 上自发强荧光和 OCT 上椭圆体带缺失相类似的眼底灰白色点状病灶，提示这些检查和眼底表现并不是 MEWDS 的特征性改变。所以，在诊断 MEWDS 时，应注意与其他白点综合征的鉴别，如急性区域性隐匿性外层视网膜病变（双侧多见）、急性视网膜色素上皮炎（患病率：男 = 女）、急性后极部多灶性鳞状色素上皮病变（患病率：男 = 女，双侧多见）、点状内层脉络膜病变（双侧多见，无玻璃体炎症）、多灶性脉络膜炎合并全葡萄膜炎（好发年龄 20 ~ 60 岁，双侧多见，前房可有炎症）、鸟枪弹性脉络膜视网膜病变（好发年龄 40 ~ 60 岁，双侧多见）、匐行性脉络膜病变（好发年龄 30 ~ 60 岁，患病率：男 > 女，双侧多见）等，并警惕炎症（如 VKH、结节病、交感性眼炎）、感染（如梅毒、结核、莱姆病、原发性眼组织胞浆菌病综合征）、变性、自身免疫性、肿瘤性（如眼内淋巴瘤）疾病的可能性，必要时应完善血清学检查及影像学检查。

MEWDS 可以有不同的视野表现，生理盲点扩大或颞侧视野缺损最常见，弧形暗点、旁中心暗点、中心暗点、弥漫性光敏度下降等也有人报道。但对其视野变化进行具体分析的大样本报道较少。视野改变有时重于眼部体征。可以肯定的是，视野的损害程度取决于 MEWDS 的严重程度。

本病总体具有良好的预后，因为大多数患者的视力和视野在数周至数月内恢复到基线。目前治疗尚无统一意见。有些学者认为不需要治疗，因为大多数病例会自发消退并且很少复发。有学者建议，对于不同情况可使用肾上腺糖皮质激素、免疫抑制剂和抗

笔记

VEGF 等治疗。①肾上腺糖皮质激素：糖皮质激素对改善视乳头炎症有益，可给予甲基泼尼松龙 40 mg/d，每 5 天逐渐减量。②免疫抑制剂：对复发患者，酌情使用免疫抑制剂如环孢霉素可有效抑制病情复发。③抗 VEGF 治疗：MEWDS 并发黄斑新生血管的患者可以采用玻璃体腔注射 VEGF 或者光动力疗法。④其他：肌苷、维生素 C 和维生素 E 等药物对病情恢复有辅助作用。

病例点评

MEWDS 的白点位于深层视网膜，呈淡灰白色，边界不清，门诊易漏诊。该患者的视网膜白点因为豹纹状眼底对比并不明显，易被忽略，此时方便快捷的 OCT 和 FAF 检查就显得非常重要。

在诊断 MEWDS 时，应注意与其他白点综合征鉴别，并警惕炎症、感染、变性、自身免疫性、肿瘤性疾病的可能性，应完善血清学检查及影像学检查。

关于 MEWDS 的治疗目前尚无统一意见。本例患者初诊时左眼视力较差（0.4），视野损害（中央视物遮挡感）较重，给予糖皮质激素口服治疗，用药半个月后，患者自觉症状明显减轻，视力恢复，视野、黄斑 OCT 均明显好转。可见对于此类患者如无使用禁忌，可考虑适当给予短期糖皮质激素治疗。

参考文献

1. GROSS N E, YANNUZZI L A, FREUND K B, et al. Multiple evanescent white dot syndrome. Arch Ophthalmol, 2006, 124(4): 493 – 500.

2. PAPASAVVAS I, MANTOVANI A, TUGAL-TUTKUN I, et al. Multiple evanescent white dot syndrome (MEWDS): update on practical appraisal, diagnosis and clinicopathology; a review and an alternative comprehensive perspective. J

笔记

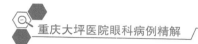

Ophthalmic Inflamm Infect, 2021, 11(1): 45.

3. MONFERRER ADSUARA C, REMOLI SARGUES L, MONTERO HERNANDEZ J, et al. Multimodal imaging in multiple evanescent white dot syndrome and new insights in pathogenesis. J Fr Ophtalmol, 2021, 44(10): 1536 – 1544.

4. POLK T D, GOLDMAN E J. White-dot chorioretinal inflammatory syndromes. Int Ophthalmol Clin, 1999, 39(4): 33 – 53.

5. RYAN P T. Multiple evanescent white dot syndrome: a review and case report. Clin Exp Optom, 2010, 93(5): 324 – 329.

6. RAMAKRISHNAN M S, PATEL A P, MELLES R, et al. Multiple evanescent white dot syndrome: findings from a large northern California cohort. Ophthalmol Retina, 2021, 5(9): 850 – 854.

7. FINN A P, KHURANA R N. Multiple evanescent white dot syndrome: bilateral disease may be silent and asymmetric. Am J Ophthalmol Case Rep, 2021, 21: 101004.

8. LI D, KISHI S. Restored photoreceptor outer segment damage in multiple evanescent white dot syndrome. Ophthalmology, 2009, 116(4): 762 – 770.

9. MANTOVANI A, INVERNIZZI A, STAURENGHI G, et al. Multiple evanescent white dot syndrome: a multimodal imaging study of foveal granularity. Ocul Immunol Inflamm, 2019, 27(1): 141 – 147.

10. MELAMUD A, PHAM H, STOUMBOS Z. Early vitrectomy for spontaneous, fundus-obscuring vitreous hemorrhage. Am J Ophthalmol, 2015, 160(5): 1073 – 1077, e1071.

11. ZICARELLI F, MANTOVANI A, PREZIOSA C, et al. Multimodal imaging of multiple evanescent white dot syndrome: a new interpretation. Ocul Immunol Inflamm, 2020, 28(5): 814 – 820.

12. RUSSELL J F, PICHI F, SCOTT N L, et al. Masqueraders of multiple evanescent white dot syndrome (MEWDS). Int Ophthalmol, 2020, 40(3): 627 – 638.

13. Standardization of Uveitis Nomenclature Working, G. Classification criteria for multiple evanescent white dot syndrome. Am J Ophthalmol, 2021, 228: 198 – 204.

14. ISHIHARA S, HANADA M, FUKASAWA A, et al. Automated static perimetry in 5 eyes with multiple evanescent white dot syndrome. Nippon Ganka Gakkai Zasshi, 2007, 111(7): 533 − 538.

（徐燕　整理）

病例 13　单眼 Terson 综合征

病历摘要

【基本信息】

患者，女性，41 岁。

主诉：左眼视力下降 2 月余。

现病史：2 个月前患者无明显诱因出现头昏、头痛伴恶心，随后出现意识障碍伴呕吐等不适，于当地医院急诊行 CTA 提示"蛛网膜下腔出血"后转入当地医院 ICU，进一步出现四肢抽搐、双眼凝视、口吐白沫等症状，行全脑血管造影＋双支架辅助下右侧椎动脉夹层动脉瘤介入栓塞术＋右侧脑室钻孔外引流术，患者术后反复高热，最高达 39 ℃，遂转入我院 ICU 治疗，给予镇静、镇痛、解痉、维持水电解质平衡、控制血压、护肝、营养支持等治疗后生命体征稳定，后于康复科持续康复治疗。患者于 2 个月前发作右侧椎动脉 V4 段动脉瘤破裂伴蛛网膜下腔出血后出现左眼视物不清，未伴有眼痛、畏光、流泪等不适，患者目前行康复治疗后全身情况好转，遂于我科就诊。患者目前生命体征平稳。

既往史：高血压病 2 年余，未规律用药，平素血压控制情况不

111

详，余无特殊。

个人史：无特殊。

【眼科检查】

裸眼视力：右眼 0.12，左眼手动/50 cm；眼压：右眼 13.5 mmHg，左眼 16.4 mmHg。右眼外眼（−），结膜无充血，角膜透明，前房深度可，晶状体透明，玻璃体混浊，眼底小瞳下未见明显异常；左眼外眼（−），结膜充血，角膜透明，前房深度可，晶状体透明，玻璃体血性混浊，眼底窥不清。

【辅助检查】

我院颅脑 CT（2020 − 11 − 03）：①颅内动脉瘤术后改变；蛛网膜下腔出血；双侧侧脑室后角积血。②双侧基底节区低密度影，考虑缺血性改变可能，必要时建议 MR 检查（图 13 − 1）。

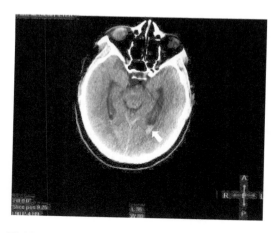

图 13 −1　颅脑 CT 显示双侧小脑幕密度增高，
可疑出血（红箭头）；双侧侧脑室后角积血，
左侧明显（白箭头）

【诊断】

左眼 Terson 综合征；脑出血恢复期（动脉瘤破裂伴蛛网膜下腔出血术后）；脑积水；继发性癫痫；高血压 3 级，极高危；肺部感染；双膝关节积液；肝功能异常；左下肢神经病理性疼痛；血脂紊乱。

【治疗经过】

2021 年 1 月 12 日患者于我科住院治疗，左眼局部给予左氧氟沙星滴眼液 4 次/日预防感染，全身给予硝苯地平控释片 30 mg 口服 1 次/日、厄贝沙坦氢氯噻嗪片 162.5 mg 口服 2 次/日控制血压，阿司匹林肠溶片 100 mg 口服 1 次/日抗血小板治疗。2021 年 1 月 15 日于局部麻醉下行左眼玻璃体切割 + 光凝术，术中清除玻璃体积血后可见颞下方视网膜约 1/2 PD 大小灰白色病灶，激光光凝病灶周围。术后左眼局部给予典必殊滴眼液 4 次/日，典必殊眼膏 1 次/晚，复方托吡卡胺滴眼液 3 次/日对症治疗及术前相同全身对症支持治疗。术后第 1 日，裸眼视力：右眼 0.12，左眼手动/50 cm；眼压：右眼 12.3 mmHg，左眼 9.8 mmHg。右眼专科查体同入院。左眼外眼（−），结膜充血，角膜透明，前房深度可，瞳孔药物性散大约 6 mm，晶状体透明，眼底视网膜平伏，激光斑形成满意。术后第 4 日复查验光显示双眼矫正视力 0.8，眼底照相显示左眼视网膜平伏，激光斑清晰可见（图 13 −2）。2021 年 1 月 21 日患者病情平稳出院，继续眼科、神经内科、神经外科随访。

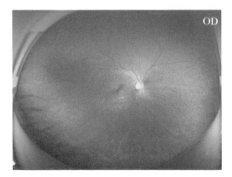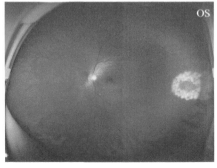

图 13 −2　双眼眼底照相显示右眼未见明显出血及视网膜脱离，
左眼未见明显出血，视网膜在位，激光斑包绕可

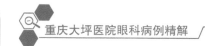
【随访】

2021 年 2 月 9 日（左眼玻璃体切割术后半个月）于我院门诊复查。裸眼视力：右眼 0.15，左眼 0.25；矫正视力：双眼 0.8。眼压：右眼 13.9 mmHg，左眼 9.6 mmHg。右眼外眼（-），结膜无充血，角膜透明，前房深度可，瞳孔圆，直径约 3 mm，对光反射灵敏，晶状体透明，玻璃体混浊，眼底小瞳下未见明显异常。左眼外眼（-），结膜稍充血，角膜透明，前房深度可，瞳孔药物性散大约 5 mm，晶状体透明，眼底视网膜平伏，激光斑可见，未见明显出血。

病例分析

Terson 综合征，又名蛛网膜下腔出血（subarachnoid hemorrhage，SAH）合并玻璃体积血综合征，1880 年由 Litten 等首次描述，后由 Terson 于 1900 年补充命名，Terson 报道了颅内出血可以是眼部玻璃体积血的原因，并认为这种眼-脑综合征是蛛网膜下腔出血的征象。目前 Terson 综合征已不限于继发于 SAH 的玻璃体积血，任何形式的颅内出血合并玻璃体和（或）视网膜出血均被称为 Terson 综合征。颅内动脉瘤性 SAH 为最常见病因，其次为外伤性蛛网膜下腔出血，此外，颅脑损伤（traumatic brain injury，TBI）、脑出血等病因也被相继报道。Terson 综合征眼内出血最广泛引用的机制为颅内压的突然增高压迫视网膜中央静脉从而导致静脉压升高，引起视网膜小血管破裂出血。如出血量较少，可表现为视网膜层间出血；如出血量较大，造成内界膜撕裂，则积血可大量涌入玻璃体腔内。其他理论还包括直接穿透筛板、毛细血管渗漏、血管周围渗漏等。

Terson 综合征临床表现主要取决于出血量及原发疾病。眼部常表现为视力下降，单侧或双侧均有可能，其不对称性可能是视神经筛板后侧的解剖结构差异、沿视神经传导的压力不同等原因所致。通常在 SAH 发生后出现，但也有文献记载可发生在 SAH 之前。除眼部表现外，常伴随颅内压升高的症状，如头痛伴或不伴恶心呕吐、意识丧失或昏迷等症状。此外，眼部常见并发症还包括视网膜前膜的增殖、视网膜脱离、黄斑血性囊肿等。Terson 综合征的诊断主要依靠临床表现及眼底检查，间接检眼镜检查可能看到不同密度的弥漫性不规则形状血凝块或界线清楚的圆顶形视网膜下出血。B 超检查可进一步判断大量出血、视网膜脱离等并发症。OCT 检查有助于辅助判断 Terson 综合征，还可以帮助早期发现黄斑裂孔和视网膜脱离。CT 血管造影及 MRI 可以帮助确定动脉瘤破裂的诊断及定位。该病主要与糖尿病视网膜病变伴玻璃体积血鉴别，该患者既往无糖尿病病史，查体右眼眼底未见明显异常，无明显糖尿病视网膜病变体征，且患者既往有颅内出血病史，遂排除此诊断。

Terson 综合征治疗上可以选择保守治疗或手术治疗，但选择上一直存在争议。部分眼内出血可自行吸收，主要取决于病情严重程度。但保守治疗患者需配合保持直立姿势并避免使用抗凝药物，并且需定期进行眼科检查，及早发现并发症并进行相应治疗。出血量较大且伴有眼部并发症时，采用玻璃体切割术治疗可以加快恢复过程，有文献报道患者术后视力得到改善。然而，关于儿童玻璃体切割术的有效性和手术时机方面目前存在争议。如保守治疗无效且不能耐受手术者，SANCHEZ 等 2012 年报道的病例中提到还可以选择替代治疗如 Nd:YAG 激光切开内界膜，使积血引流至玻璃体腔，再通过保守治疗如制动及药物治疗促使玻璃体腔血液吸收。

病例点评

Terson 综合征继发于颅内出血，主要病因为蛛网膜下腔出血，

笔记

115

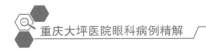

出血量少时可能被忽略，因此对于颅内出血患者应定期筛查眼底情况。

部分患者可能于颅内出血后数月才至眼科就诊，因此接诊玻璃体积血患者时应仔细询问既往病史加以鉴别。

本例患者在发生右侧椎动脉 V4 段动脉瘤破裂伴蛛网膜下腔出血后 2 月余诊断 Terson 综合征并及时接受玻璃体切割术治疗，尚未发生视网膜脱离等并发症，术后矫正视力恢复良好。

参考文献

1. SANCHEZ FERREIRO A V, MUNOZ BELLIDO L. Atypical presentation of Terson syndrome：presentation of a case. Neurologia, 2012, 27(6)：380 - 381.

2. TERSON A. Delhémorrhagie dansle corps vitre aucours delhémorrhagie cerebrale. Clin Ophthalmol, 1900, 6：309 - 312.

3. MEDELE R J, STUMMER W, MUELLER A J, et al. Terson's syndrome in subarachnoid hemorrhage and severe brain injury accompanied by acutely raised intracranial pressure. Journal of Neurosurgery, 1998, 88(5)：851 - 854.

4. CHOI M S, LEE J H, SONG J H, et al. Prognostic factors affecting visual recovery in Terson syndrome with aneurysmal subarachnoid hemorrhage. Journal of Neurocritical Care, 2017, 10(2)：99 - 106.

5. GIBRAN S, MIRZA K, KINSELLA F. Unilateral vitreous haemorrhage secondary to caudal epidural injection：a variant of Terson's syndrome. British Journal of Ophthalmology, 2002, 86(3)：353 - 354.

6. GUPTA V, KOLOMEYER A M, BHAGAT N, et al. Subarachnoid hemorrhage-negative Terson syndrome after balloon-assisted coil embolization in a patient with underlying antiphospholipid antibody syndrome. Retinal Cases & Brief Reports, 2014, 8(3)：171 - 174.

7. KHAN S G, FRENKEL M. Intravitreal hemorrhage associated with rapid increase in intracranial pressure（Terson's syndrome）. American Journal of Ophthalmology,

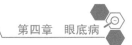

1975, 80(1): 37 - 43.

8. SAKAMOTO M, NAKAMURA K, SHIBATA M, et al. Magnetic resonance imaging findings of Terson's syndrome suggesting a possible vitreous hemorrhage mechanism. Japanese Journal of Ophthalmology, 2010, 54(2): 135 - 139.

9. OGAWA T, KITAOKA T, DAKE Y, et al. Terson syndrome: a case report suggesting the mechanism of vitreous hemorrhage. Ophthalmology, 2001, 108(9): 1654 - 1656.

10. ABOULHOSN R, RAJU B, JUMAH F, et al. Terson's syndrome, the current concepts and management strategies: a review of literature. Clin Neurol Neurosurg, 2021, 210: 107008.

11. GARFINKLE A M, DANYS I R, NICOLLE D A, et al. Terson's syndrome: a reversible cause of blindness following subarachnoid hemorrhage. Journal of Neurosurgery, 1992, 76(5): 766 - 771.

12. SWALLOW C E, TSURUDA J S, DIGRE K B, et al. Terson syndrome: CT evaluation in 12 patients. AJNR: American Journal of Neuroradiology, 1998, 19(4): 743 - 747.

13. KO F, KNOX D L. The ocular pathology of Terson's syndrome. Ophthalmology, 2010, 117(7): 1423 - 1429, e1422.

14. NAZARALI S, KHERANI I, HURLEY B, et al. Outcomes of vitrectomy in Terson syndrome: a multicenter canadian perspective. Retina, 2020, 40(7): 1325 - 1330.

15. KUHN F, MORRIS R, WITHERSPOON C D, et al. Terson syndrome. Results of vitrectomy and the significance of vitreous hemorrhage in patients with subarachnoid hemorrhage. Ophthalmology, 1998, 105(3): 472 - 477.

（谭珺　整理）

笔记

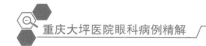

病例 14　双眼急性视网膜坏死综合征

病历摘要

【基本信息】

患者，男性，51 岁。

主诉：左眼视物模糊 10 余天，右眼视物模糊 1 周余。

现病史：2021 年 12 月 10 日患者无明显诱因出现左眼视物模糊，伴黑影飘动，不伴有眼痛、畏光、流泪等不适，4 天后右眼出现相似症状。于当地医院就诊，诊断为"双眼葡萄膜炎，双眼玻璃体混浊"，给予口服血栓通（具体剂量不详），局部典必殊滴眼液及眼膏、普拉洛芬滴眼液药物治疗。患者感症状无明显好转，遂于我科就诊。患者生命体征平稳，精神可。

既往史：1 个月前曾患右胸部带状疱疹，否认近期感冒病史。余无特殊。

个人史：无特殊。

【眼科检查】

戴镜视力：右眼 0.05，左眼 0.2；眼压：右眼 17.1 mmHg，左眼 14.8 mmHg。右眼角膜尘状 KP（＋），浮游细胞（＋＋），Tyn（＋），瞳孔圆，对光反射可，晶状体周边部轻度混浊，玻璃体混浊及后脱离，玻璃体细胞（＋＋），眼底：右眼视乳头略模糊，黄斑区可见一灰白色病灶，周边部视网膜斑片状黄白色病灶，颞上下支视网膜动静脉血管呈竹节样改变、部分节段有白鞘；左眼角膜 KP（＋），浮

游细胞（+），Tyn（+），瞳孔圆，对光反射可，晶状体周边部轻度
混浊，前囊色素颗粒，玻璃体混浊，玻璃体细胞（++），眼底稍模
明，视乳头鼻侧色稍红，边界尚清，黄斑部被玻璃体混浊遮挡，窥
不清，周边部视网膜斑片状黄白色病灶（图14-1）。

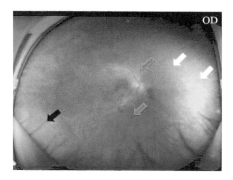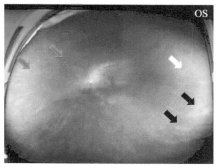

双眼视网膜可见散在小出血点（红箭头），周边眼底视网膜血管呈节段样白
鞘改变（白箭头），周边可见黄白色坏死灶，边界欠清（黑箭头）。

图14-1　广角眼底照相

【辅助检查】

B超：双眼玻璃体中度混浊及后脱离（图14-2）。黄斑OCT：
双眼黄斑区及视乳头区视网膜内侧中度反光，视网膜内表面见节段
性线状光带，中心凹形态欠规整，椭圆体带、嵌合体带及RPE局
部欠规整（图14-3）。视乳头OCT：右眼视神经纤维层厚度基本
正常，左眼屈光介质混浊（图14-4）。眼底血管荧光造影：双眼
急性视网膜坏死？（图14-5）。FFA：早期双眼可见玻璃体混浊遮
蔽荧光，视乳头、黄斑被部分遮挡，视乳头边缘荧光略增强，黄斑
区结构欠清；中期右眼下方、颞下、颞侧远周边可见边界模糊的荧
光增强区，眼底血管扩张区荧光着染，左眼颞侧及颞下方可见边界
模糊的荧光增强区；后期玻璃体混浊遮挡更明显，视乳头荧光着
染，黄斑区持续被遮挡，血管扩张处荧光着染，下半侧眼底远周边
病灶可见荧光增强并渗漏。ICGA：早期可见玻璃体混浊遮蔽荧光，

笔记

与 FFA 对应的远周边病灶处弱荧光、边界欠清；后期整个眼底呈弥漫性荧光增强，视网膜血管扩张处弱荧光；右眼鼻上、鼻侧部分视网膜血管管壁荧光着染，黄斑区散在少量强荧光，下半侧远周边病变处弱荧光更明显；左眼颞下方远周边病变处弱荧光更明显。

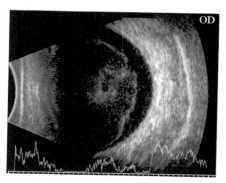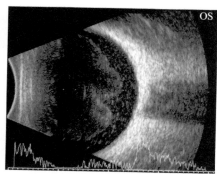

可见双眼玻璃体混浊，后脱离。

图 14 -2　眼部 B 超

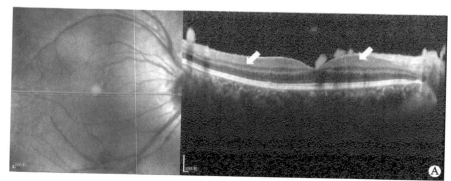

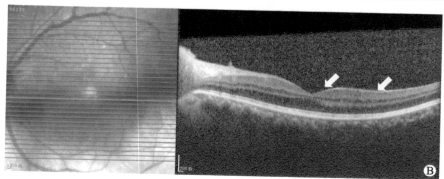

A 为右眼，B 为左眼。视网膜内表面可见节段性线状光带（白箭头）。

图 14 -3　双眼黄斑 OCT

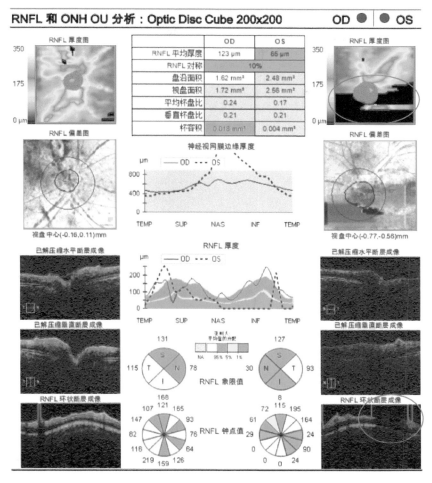

	OD	OS
RNFL 平均厚度	123 μm	65 μm
RNFL 对称	10%	
盘沿面积	1.62 mm²	2.48 mm²
视盘面积	1.72 mm²	2.56 mm²
平均杯盘比	0.24	0.17
垂直杯盘比	0.21	0.21
杯容积	0.018 mm³	0.004 mm³

右眼神经纤维层部分增厚，左眼因屈光介质混浊（红色圆框）导致采集不完整，分析准确度欠佳。

图 14 - 4 双眼视乳头 OCT

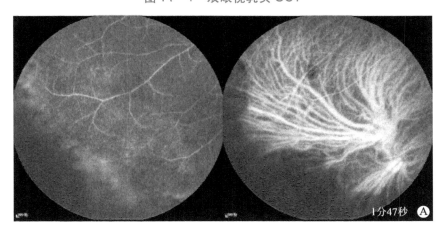

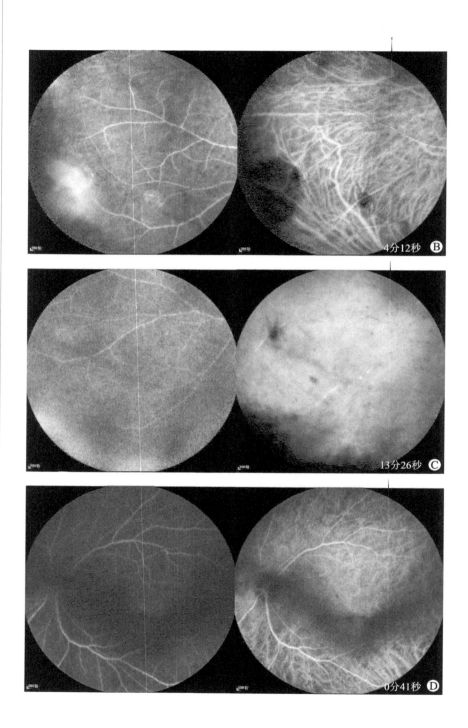

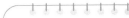

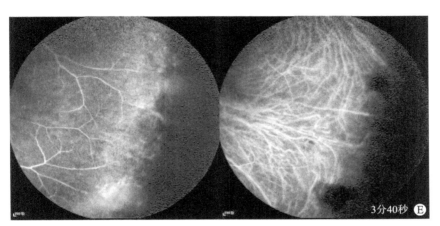

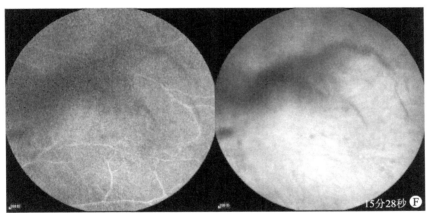

A-C 为右眼，D-F 为左眼。

图 14-5　双眼眼底血管荧光造影

【诊断】

双眼急性视网膜坏死综合征；双眼屈光不正。

【治疗经过】

患者于 2021 年 12 月 21 日来我科住院治疗，局部给予更昔洛韦眼用凝胶，全身给予更昔洛韦（0.5 g 1 次/日）静脉输液，以及阿司匹林肠溶片（50 mg 1 次/日）及甲钴胺（0.5 mg 3 次/日）口服治疗。入院当天在局部麻醉下行双眼玻璃体腔注药（膦甲酸钠）+

右眼前房穿刺抽液术，术中抽取前房水送检。入院第 2 日在局部麻醉下行双眼玻璃体腔注药（膦甲酸钠）术。患者病情未得到缓解，入院第 3 日在局部麻醉下行左眼玻璃体切割手术＋光凝＋注药（膦甲酸钠）＋硅油填充术，术中 6～7 点位周边视网膜可见灰白色坏死灶，余视网膜在位。入院第 4 日在局部麻醉下行右眼玻璃体切割＋光凝＋注药（膦甲酸钠）＋硅油填充术，术中视乳头色可，6～8 点位、9 点位、10 点位周边视网膜见灰白色坏死灶，视乳头下方血管可见散在灰白色渗出附着。术后继续给予全身及局部抗病毒等对症治疗。2021 年 12 月 24 日前房液外检结果提示患者水痘－带状疱疹病毒（varicella-zoster virus，VZV）感染（表 14－1）。2021 年 12 月 29 日（左眼玻璃体切割术后第 6 日，右眼玻璃体切割术后第 5 日）眼底照相显示右眼视网膜在位；左眼屈光介质稍混浊，眼底稍模糊，视网膜在位（图 14－6）。2021 年 12 月 30 日患者病情平稳出院。

表 14－1 前房液外检结果

序号	检测项目	结果	单位	参考范围
1	IL-6	611.9↑	pg/mL	1.0～50.0
2	IL-8	829.7↑	pg/mL	0～20.0
3	VCAM	6869.3↑	pg/mL	200～1000
4	HSV	0	拷贝/mL	<1E＋03
5	HSV-1	0	拷贝/mL	<500
6	HBV-2	0	拷贝/mL	<500
7	VZV	1.60E＋05↑	拷贝/mL	<5E＋02
8	HBV-IgG	3.59	U/mL	<9
9	VZV-IgG	248.57↑	U/mL	<16

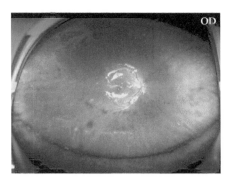 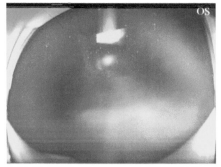

图 14-6 术后双眼广角眼底照相显示右眼视网膜在位，
左眼屈光介质较混浊

出院时专科查体，裸眼视力：右眼数指/眼前，左眼数指/眼前；眼压：右眼 17.1 mmHg，左眼 14.8 mmHg。右眼角膜尘状 KP（＋），浮游细胞（＋），Tyn（＋），晶状体周边部轻度混浊，玻璃体腔硅油填充，眼底右下方及颞下方可见原坏死灶，激光包绕可，视网膜在位；左眼角膜 KP 少许，前房少量血细胞，Tyn（＋），浮游细胞（＋），晶状体周边部轻度混浊，前囊色素颗粒，玻璃体腔硅油填充，眼底左下方及颞下方可见部分积血附着，视网膜在位。院外给予局部散瞳、抗病毒、抗炎治疗，全身口服激素及抗病毒治疗。全身抗病毒及口服激素治疗维持至术后 3 个月。

【随访】

2022 年 2 月 21 日（双眼玻璃体切割术后近 2 个月）随访。视力：右眼 0.1，左眼 0.12；眼压：右眼 17.6 mmHg，左眼 19.6 mmHg；双眼眼底坏死灶吸收，视网膜在位、色红润。

病例分析

急性视网膜坏死综合征（acute retinal necrosis syndrome，ARN）

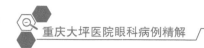

是一种主要由疱疹病毒感染引起的以视网膜血管炎、视网膜坏死为特征的炎症性疾病，属特殊类型的葡萄膜炎。最早于1971年由Akira Urayama及其同事报道为一种临床综合征，包括与视网膜动脉周围炎相关的急性单侧全葡萄膜炎，可进展为弥漫性坏死性视网膜炎，最终导致孔源性视网膜脱离。病因多为疱疹病毒感染，包括单纯疱疹病毒及水痘－带状疱疹病毒等。

临床表现上，ARN多发病隐匿，急性期主要表现为眼红、眼痛、眶周疼痛、畏光，伴或不伴视力下降。前节主要表现为巩膜外层炎、巩膜炎、角膜炎及前房炎症等，可能是非肉芽肿性或肉芽肿性。后段可能会出现玻璃体炎症、动脉炎、斑片状全层坏死性视网膜炎，部分病例可发现视乳头受累。通常，视网膜炎表现为累及周边视网膜的融合或多灶性视网膜坏死灶，常伴有闭塞性动脉周围炎。大约1/3的患者会出现另一只眼受累，通常在6周内发病。

诊断上，1994年，美国葡萄膜炎协会执行委员会根据临床特征和病程细化了ARN的定义，包括：①一个或多个位于周边视网膜的边界清晰的视网膜坏死灶；②在没有抗病毒治疗的情况下快速进展；③环形扩散；④存在动脉受累的闭塞性血管病证据；⑤玻璃体和前房有明显的炎症反应。除裂隙灯、眼底检查外，还可根据眼底血管造影、光学相干断层扫描等影像学检查及抗体检测、聚合酶链式反应（polymerase chain reaction，PCR）等实验室检查辅助ARN的临床诊断。该病主要与非感染性葡萄膜炎相鉴别，体征上均可表现出角膜KP、前房闪辉、晶状体混浊等表现，但ARN的玻璃体通常更显著混浊，两者可通过进一步实验室检查明确诊断。

ARN的药物治疗主要包括抗病毒药物，配合糖皮质激素及抗血小板药物。主要抗病毒药物包括阿昔洛韦、更昔洛韦、泛昔洛韦及膦甲酸钠。

（1）阿昔洛韦：为一种嘌呤核苷类似物，抑制病毒 DNA 的合成，可使活动期 ARN 患者视网膜坏死病变消退、延迟或防止新的视网膜坏死病变发生，对单纯疱疹病毒抑制作用较强。

（2）泛昔洛韦：为喷昔洛韦的前体药物。因喷昔洛韦吸收率低，故临床上多应用泛昔洛韦。其生物利用度可达 77%，药物血液浓度高，抗病毒活性持续时间可比阿昔洛韦长。

（3）更昔洛韦：化学结构及作用机制与阿昔洛韦相似，因口服吸收差，主要采用静脉滴注，是 VZV 感染所致 ARN 的首选药物，或在阿昔洛韦治疗无效时应用。

（4）膦甲酸钠：为无机焦磷酸盐的有机类似物，可选择性抑制病毒 DNA 聚合酶的焦磷酸盐结合位点，从而表现出抗病毒活性，且不需要磷酸化，所以对阿昔洛韦耐药的 HSV 及 VZV 分离株仍有活性，是广谱抗病毒药物。

眼部炎症反应在 ARN 中起重要作用，因此糖皮质激素的抗炎治疗也是重要环节，但口服糖皮质激素可能加速病毒复制从而加重病情，因此应用尚有争议。可在 ARN 早期应用足量抗病毒药物治疗 1 周后适当使用糖皮质激素。ARN 多出现血管闭塞导致视网膜缺血，因此可应用抗血小板药物辅助治疗。临床上常用阿司匹林肠溶片 50 ~ 75 mg，每晚口服。

药物治疗的同时，可对 ARN 进行预防性激光治疗，能在一定程度上预防视网膜脱离。光凝部位应在坏死区视网膜与正常视网膜交界处。全身应用抗病毒药物不能控制时，也可通过向玻璃体腔注射抗病毒药物来挽救患者视力。在上述治疗难以控制、玻璃体严重

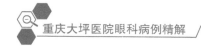

混浊或继发视网膜脱离时可尽早采用玻璃体切割联合眼内激光或硅油填充术。术中须尽可能清除病变玻璃体及增殖膜，解除牵拉，复位视网膜，激光封闭病变区域。

如本例患者，通过早期诊断、积极治疗（尽早使用药物、手术等）尽可能控制了疾病快速进展，挽救了患者视力。

病例点评

ARN 属于眼科急症，进展快，预后差，需早期诊断、及早治疗。由于其病变开始于周边部，所以对于眼部存在炎症表现的患者一定要做散瞳眼底检查，以免漏诊、误诊。

ARN 前房及玻璃体炎症反应重，需与其他类型的葡萄膜炎仔细鉴别。

本例患者双眼先后发病，在当地医院未能及时正确诊断治疗，来我院后通过及时的抗病毒治疗尽快控制了疾病的进展，眼内液检测在 ARN 明确诊断中具有重要应用价值，而且对治疗效果的随访也非常重要。

参考文献

1. SCHAAL S, KAGAN A, WANG Y, et al. Acute retinal necrosis associated with Epstein-Barr virus：immunohistopathologic confirmation. JAMA Ophthalmol, 2014, 132(7)：881–882.

2. URAYAMA A, YAMADA N, SASAKI T, et al. Unilateral acute uveitis with retinal periarteritis and detachment. Rinsho Ganka, 1971, 25：607–619.

3. MISEROCCHI E, MODORATI G, AZZOLINI C, et al. Herpes simplex virus type 2 acute retinal necrosis in an immunocompetent patient. European Journal of

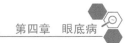

Ophthalmology, 2003, 13(1): 99 – 102.

4. WONG R W, JUMPER J M, MCDONALD H R, et al. Emerging concepts in the management of acute retinal necrosis. Postgraduate Medical Journal, 2013, 89 (1054): 478 – 485.

5. 葛坚. 眼科学. 2版. 北京: 人民卫生出版社, 2012: 278 – 279.

6. FISHER J P, LEWIS M L, BLUMENKRANZ M, et al. The acute retinal necrosis syndrome. Part 1: Clinical manifestations. Ophthalmology, 1982, 89(12): 1309 – 1316.

7. HOLLAND G N. Standard diagnostic criteria for the acute retinal necrosis syndrome. Executive Committee of the American Uveitis Society. American Journal of Ophthalmology, 1994, 117(5): 663 – 667.

8. LAU C H, MISSOTTEN T, SALZMANN J, et al. Acute retinal necrosis features, management, and outcomes. Ophthalmology, 2007, 114(4): 756 – 762.

9. 王伟伟, 叶俊杰. 急性视网膜坏死的研究现状. 中华眼科杂志, 2009(5): 466 – 471.

10. FIGUEROA M S, GARABITO I, GUTIERREZ C, et al. Famciclovir for the treatment of acute retinal necrosis (ARN) syndrome. American Journal of Ophthalmology, 1997, 123(2): 255 – 257.

11. HAN D P, LEWIS H, WILLIAMS G A, et al. Laser photocoagulation in the acute retinal necrosis syndrome. Archives of Ophthalmology, 1987, 105(8): 1051 – 1054.

12. MUTHIAH M N, MICHAELIDES M, CHILD C S, et al. Acute retinal necrosis: a national population-based study to assess the incidence, methods of diagnosis, treatment strategies and outcomes in the UK. British Journal of Ophthalmology, 2007, 91(11): 1452 – 1455.

（谭珺　整理）

129

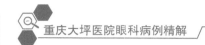

病例 15　Bietti 结晶样视网膜变性

病历摘要

【基本信息】

　　患者，女性，29 岁。

　　主诉：双眼夜盲半年。

　　现病史：半年前患者无明显诱因出现双眼夜盲，逐渐加重，无视物变形、视物遮挡等表现。

　　既往史：无特殊。

　　个人史：无特殊。

【眼科检查】

　　裸眼视力：右眼 0.05，左眼 0.05；矫正视力：右眼 0.4，左眼 0.8。眼压：右眼 13.7 mmHg，左眼 15 mmHg。双眼结膜无充血，角膜透明，无结晶样物质，前房（－），瞳孔圆，直径 3 mm，对光反射可，晶状体透明，眼底视乳头色可、界清，视网膜在位，视网膜散在分布黄白色闪光结晶样物质。

【辅助检查】

　　广角照相：双眼后极部眼底弥漫黄白色结晶状物质（图 15－1）。

　　红外光图：典型的"星空"眼底图，在整个后极可见大量微小的闪闪发光的晶体沉积（图 15－2）。

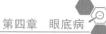

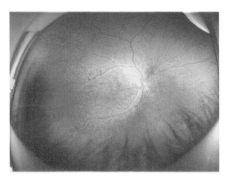
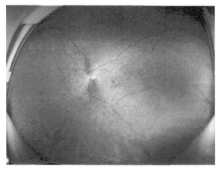

双眼后极部眼底弥漫黄白色细小结晶状颗粒，视网膜周边可见散在骨细胞样色素沉着。

图 15 - 1　双眼广角照相

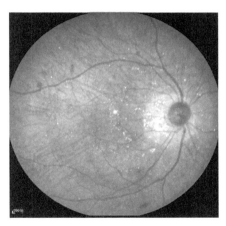
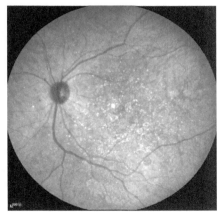

图 15 - 2　红外光图

　　FFA：①双眼早期，视乳头界清，整个眼底呈椒盐状改变，期间散在大量点片状弱荧光。后极部可见较多萎缩灶，视网膜血管走行可。②双眼后期（图 15 - 3），上述部分病灶荧光染色增强。

　　OCT：光感受器、视网膜色素上皮（retinal pigment epithelium，RPE）和脉络膜结构破坏紊乱，RPE 前见颗粒状高反射物质（图 15 - 4）。

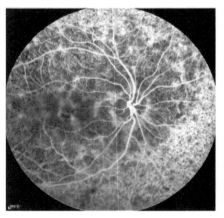
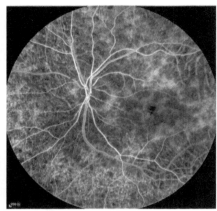

后极部广泛增强的透见荧光，眼底呈椒盐状改变，伴黄斑区脉络膜低灌注性弱荧光，视网膜血管及 RPE 无荧光素渗漏。

图 15 - 3　FFA

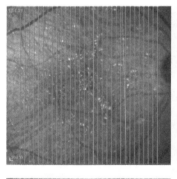
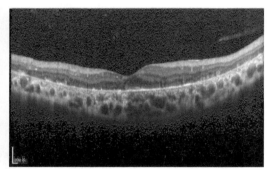
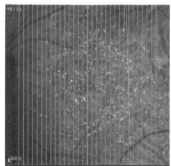
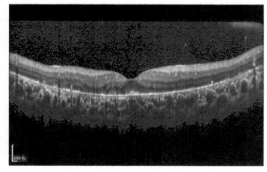

双眼黄斑区内表面见节段性线状光带附着，外层层次紊乱，椭圆体带、嵌合体带大范围受损，信号丢失，RPE 欠规整，其前见颗粒状高反射物质。白箭头显示外层视网膜管状结构。

图 15 - 4　OCT

【诊断】

双眼 Bietti 结晶样视网膜变性；双眼屈光不正。

【治疗经过】

患者诊断为 Bietti 结晶样视网膜变性，目前尚无有效的治疗方法，门诊给予患者甲钴胺和复合维生素片口服治疗。

病例分析

Bietti 结晶样视网膜变性（Bietti crystalline dystrophy，BCD）是一种与 4q35 染色体上 *CYP4V2* 基因变异有关的较为罕见的遗传性视网膜疾病。最早由 Gian Battista Bietti 教授于 1937 年发现，该病可出现眼底后极部视网膜结晶斑、视网膜散在色素团块、视网膜脉络膜萎缩以及角膜缘有浅层晶状体沉积。该病罕见，在由 200 名色素性视网膜炎患者组成的队列中，BCD 的患病率为 3%，其估计影响全球 200 万人。多见于亚洲东部地区，以中国、日本和韩国人群为主。在欧洲确诊的报告病例中，大多数是意大利、黎巴嫩和西班牙患者。BCD 的临床表现早期可无症状，随病情进展，可出现与视网膜色素变性类似的临床表现，表现为周边视野逐渐丧失，随后出现中央视力下降、夜盲、色觉障碍等，晚期可导致严重的视力损害或盲。通常发生在 20~30 岁，在 50~60 岁时可出现全盲。

病理改变为眼底视网膜黄白色结晶沉积、脉络膜视网膜进行性萎缩、RPE 萎缩和角膜周围晶状体沉积。从分布来看，视网膜中的结晶沉积只出现在萎缩区之间的区域，但晶状体沉积物的起源和性质尚不清楚，它们在 RPE 和视网膜变性中的作用仍有待确定，有学者推测视网膜结晶物可能具有促进生存的作用，因为他们发现，与萎缩区相比，位于结晶沉积物上方的锥状光感受器看起来更健康。BCD 进展缓慢，根据 Yuzawa 等的描述，可将疾病分为 3 个阶段。第一阶段，黄斑区可见 RPE 萎缩伴均匀的白色细晶沉积。第二阶段，RPE 萎缩区范围增大，延伸至后极部，脉络膜毛细血管萎缩出现，病变中的结晶沉积物在形状和大小上各不相同，并有融合的倾向。第三阶段，随着 RPE 与脉络膜萎缩程度加深，黄白色结晶逐渐减少，视网膜脉络膜毛细血管复合体广泛萎缩和少量残余结晶沉积物遍布眼底。1/3～1/2 的病例有角膜缘旁结晶体，可能在疾病晚期最为显著。随着疾病的进展，视网膜内结晶沉积变得不明显，所以 BCD 的诊断在疾病的后期变得更具挑战性。

BCD 与 *CYP4V2* 基因变异有关。CYP4V2 是编码细胞色素 p450 蛋白家族的一个成员，CYP4V2 蛋白参与 RPE 和外部感光细胞节之间的脂质循环，这对维持视力至关重要。在眼内，它在脉络膜和 RPE 中高表达，而在角膜中相对低表达。目前已发现 BCD 疾病中 *CYP4V2* 基因有 100 多个致病突变，最常见的突变为 IVS6-8del17bp/insGC 和 c.802-8del17bp/insGC 等。除基因变异外，BCD 患者存在系统性的脂质代谢异常。与正常受试者相比，来源于 BCD 患者的淋巴细胞和成纤维细胞表现出甘油三酯和胆固醇的过度储存，脂质产物之间的转运代谢降低。在给予 Cyp4v3-/-小鼠模型高脂饮食后，视网膜病变加速进展，这意味着血脂水平的改变不仅是 BCD 患者的相关因素，也是危险因素。

BCD 的诊断主要根据典型的眼底表现及眼科辅助检查，但通过基因分析发现 *CYP4V2* 基因突变是确诊 BCD 的唯一途径。虽然 BCD 是一类遗传病，但散发病例多，庞大的隐性家系患病已不多见，所以在问病史时，患者不一定会表述有遗传病史。故诊断依旧依靠 BCD 的疾病典型眼底表现以及辅助检查，必要时做基因检测。本例患者具有典型的眼底表现：视网膜眼底发现的典型晶体沉积物，FFA 可见黄斑区脉络膜萎缩灶，以及 OCT 所示 RPE 前颗粒状高反射物质。但需排除其他结晶样视网膜变性相关疾病，包括 Fanconi 综合征、草酸盐血症、Sjogren-Larsson 综合征、Kjellin 综合征以及是否长期或大剂量服用一些结晶性的药物（他莫昔芬）等。本例患者否认其他系统疾病，否认近期服用相关药物，体格检查患者发育正常，未见各系统异常。根据患者的典型症状以及辅助检查，我们可得出诊断。

该疾病缺乏有效药物，目前主要围绕基因及脂质代谢方面研究以期找到治疗的突破口，有学者将携带 CYP4V2 突变的 BCD 患者的多能干细胞诱导生成人 RPE 细胞，并成功建立了体外 BCD 模型，发现 RPE 细胞中游离胆固醇的减少可拯救 BCD 表型，这表明减少游离胆固醇积累的化合物可能对 BCD 疾病有治疗作用。通过腺病毒包装人 CYP4V2 基因注射到高脂肪饲喂的 Cyp4v3-/-小鼠模型眼底，发现经过基因治疗的小鼠眼底厚度显著增加，视觉功能（眼底的电生理反应水平）也得到改善，表明基因治疗具有潜在的治疗作用，目前仍需不断探索。

病例点评

Bietti 结晶样视网膜变性是一种常染色体隐性遗传病，临床表现为进行性夜盲、视野缺损等，眼底特征性表现为视网膜黄白色颗粒沉积、视网膜色素上皮萎缩及脉络膜萎缩。虽然 Bietti 结晶样视

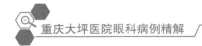

网膜变性是一类遗传病，但散发病例多，庞大的隐性家系患病已不多见，患者不一定会表述有遗传病史，需依靠症状、典型眼底表现以及 FFA 等辅助检查，必要时进行基因检测。该疾病缺乏有效药物，普遍认为 *CYP4V2* 的基因变异，以及与之相关的脂质代谢方面是该病的分子遗传基础，随着研究的深入，有望在未来为 BCD 患者带来福音。

参考文献

1. NG D S, LAI T Y, NG T K, et al. Genetics of Bietti crystalline dystrophy. Asia Pac J Ophthalmol（Phila），2016，5（4）：245 − 252.

2. LEE K Y, KOH A H, AUNG T, et al. Characterization of Bietti crystalline dystrophy patients with CYP4V2 mutations. Invest Ophthalmol Vis Sci, 2005, 46（10）：3812 − 3816.

3. CHIZZOLINI M, GALAN A, MILAN E, et al. Good epidemiologic practice in retinitis pigmentosa：from phenotyping to biobanking. Curr Genomics, 2011, 12（4）：260 − 266.

4. HU D N. Genetic aspects of retinitis pigmentosa in China. Am J Med Genet, 1982, 12（1）：51 − 56.

5. GARCIA-GARCIA G P, MARTINEZ-RUBIO M, MOYA-MOYA M A, et al. Identification of novel CYP4V2 genotypes associated with Bietti crystalline dystrophy and atypical anterior segment phenotypes in Spanish patients. Acta Ophthalmol, 2018, 96（7）：e865 − e873.

6. KAISER-KUPFER M I, CHAN C C, MARKELLO T C, et al. Clinical biochemical and pathologic correlations in Bietti's crystalline dystrophy. Am J Ophthalmol, 1994, 118（5）：569 − 582.

7. FONG A M, KOH A, LEE K, et al. Bietti's crystalline dystrophy in Asians：clinical, angiographic and electrophysiological characteristics. Int Ophthalmol, 2009, 29（6）：459 − 470.

笔记

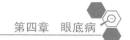
8. WANG W, CHEN W, BAI X, et al. Multimodal imaging features and genetic findings in Bietti crystalline dystrophy. BMC Ophthalmol, 2020, 20(1): 331.

9. GOCHO K, KAMEYA S, AKEO K, et al. High-resolution imaging of patients with bietti crystalline dystrophy with CYP4V2 mutation. J Ophthalmol, 2014, 2014: 283603.

10. KOJIMA H, OTANI A, OGINO K, et al. Outer retinal circular structures in patients with Bietti crystalline retinopathy. Br J Ophthalmol, 2012, 96(3): 390 – 393.

11. YUZAWA M, MAE Y, MATSUI M. Bietti's crystalline retinopathy. Ophthalmic Paediatr Genet, 1986, 7(1): 9 – 20.

12. SAATCI A O, DORUK H C, YAMAN A, et al. Spectral domain optical coherence tomographic findings of bietti crystalline dystrophy. J Ophthalmol, 2014, 2014: 739271.

13. NAKANO M, KELLY E J, WIEK C, et al. CYP4V2 in Bietti's crystalline dystrophy: ocular localization, metabolism of omega-3-polyunsaturated fatty acids, and functional deficit of the p. H331P variant. Mol Pharmacol, 2012, 82(4): 679 – 686.

14. XIAO X, MAI G, LI S, et al. Identification of CYP4V2 mutation in 21 families and overview of mutation spectrum in Bietti crystalline corneoretinal dystrophy. Biochem Biophys Res Commun, 2011, 409(2): 181 – 186.

15. ZHANG X, XU K, DONG B, et al. Comprehensive screening of CYP4V2 in a cohort of Chinese patients with Bietti crystalline dystrophy. Mol Vis, 2018, 24: 700 – 711.

16. LEE J, JIAO X, HEJTMANCIK J F, et al. The metabolism of fatty acids in human Bietti crystalline dystrophy. Invest Ophthalmol Vis Sci, 2001, 42(8): 1707 – 1714.

17. LAI T Y, CHU K O, CHAN K P, et al. Alterations in serum fatty acid concentrations and desaturase activities in Bietti crystalline dystrophy unaffected by

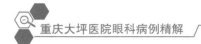
CYP4V2 genotypes. Invest Ophthalmol Vis Sci, 2010, 51(2): 1092 – 1097.

18. QU B, WU S, JIAO G, et al. Treating Bietti crystalline dystrophy in a high-fat diet-exacerbated murine model using gene therapy. Gene Ther, 2020, 27(7 – 8): 370 – 382.

19. HATA M, IKEDA H O, IWAI S, et al. Reduction of lipid accumulation rescues Bietti's crystalline dystrophy phenotypes. Proc Natl Acad Sci U S A, 2018, 115 (15): 3936 – 3941.

（黄阳　整理）

病例 16　梅毒性神经视网膜炎

病历摘要

【基本信息】

患者，男性，63 岁。

主诉：右眼视力下降 1 周。

现病史：1 周前患者无明显诱因出现右眼视力下降，无视物变形、视物遮挡等表现。

既往史：1 个月前患者生殖器出现新生物，自行涂抹药物（具体不详）后新生物消退。余无特殊。

个人史：无特殊。

【眼科检查】

矫正视力：右眼 0.6，左眼 0.3；眼压：右眼 9.5 mmHg，左眼

8.1 mmHg；双眼结膜无充血，角膜透明，前房（−），瞳孔圆，直径3 mm，对光反射可，RAPD（−），晶状体混浊，玻璃体液化混浊，细胞（++）；眼底视乳头色淡、边界欠清，黄斑轻度水肿，视网膜在位，全视网膜斑驳样改变。

【辅助检查】

广角照相（图16−1）：全视网膜斑驳样改变。

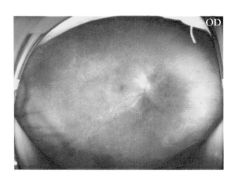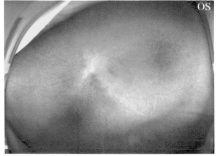

双眼视盘颜色变淡，轻度水肿，全视网膜斑驳样改变。

图16−1　广角照相

FFA（图16−2）：双眼视乳头荧光增强着染，视网膜血管弥漫性荧光渗漏。

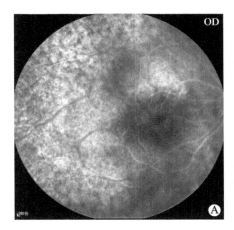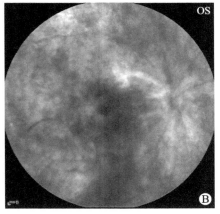

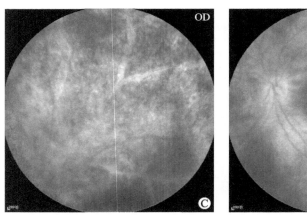

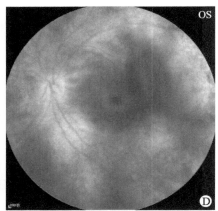

A. 眼底斑驳状改变；B. 视乳头边界不清；C. 视网膜静脉扩张；D. 晚期视乳头荧光着染增强；B、C、D：视网膜血管弥漫性荧光渗漏。

图 16-2　FFA

OCT（图 16-3）：双眼黄斑部内表面见线状光带，视网膜神经上皮层增厚，层间多个小的暗腔，RPE 层不规整。

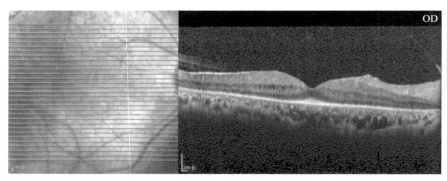

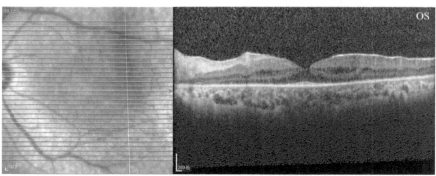

双眼黄斑内表面见线状光带，神经上皮层增厚，层间多个小的暗腔，椭圆体带、嵌合体带大范围受损，RPE 层不规整。

图 16-3　OCT

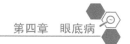

检验结果：血沉59.0 mm/h；梅毒螺旋抗体血清试验76.33 IU/mL；梅毒甲苯胺红不加热血清反应素试验阳性1∶128。

【诊断】

双眼梅毒性神经视网膜炎；双眼黄斑前膜伴黄斑水肿；双眼白内障；二期梅毒。

【治疗经过】

考虑患者为梅毒感染引起，给予青霉素联合糖皮质激素全身用药治疗。

【随访】

患者在皮肤科治疗3个月后随访。矫正视力：右眼0.8，左眼0.8；眼压：右眼9.2 mmHg，左眼9.3 mmHg；双眼结膜无充血，角膜透明，前房（−），瞳孔圆，直径3 mm，对光反射可，RAPD（−），晶状体混浊，玻璃体液化混浊，细胞（−），眼底视乳头色可、边界清，视网膜在位，黄斑区未见明显水肿，全视网膜斑驳样改变。

病例分析

梅毒是一种通过性传播或血源性感染苍白螺旋体的疾病，可导致全身系统感染。梅毒分为早期和晚期，早期梅毒感染病程在2年之内，包括原发性、继发性和早期潜伏期梅毒；原发性（一期）梅毒为感染后2~6周，其特征为感染部位出现无痛、硬化的丘疹（硬下疳），以及局部淋巴结肿大。在没有治疗的情况下，硬下疳通常会自行消退，因此，常常会被忽视。一期梅毒后1~2个月为继

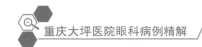

发性（二期）梅毒，是梅毒螺旋体血源播散所致，其临床表现包括弥漫性非瘙痒性斑丘疹，特别是手掌和足底，可伴有发热、厌食、恶心、脱发等症状。梅毒潜伏期是该疾病的无症状期，无传染性，可引起葡萄膜炎。晚期梅毒指梅毒感染病程在 2 年以上，包括晚期潜伏期梅毒和三期梅毒。三期梅毒一般在感染梅毒后 2～50 年出现，其特点为出现包括胶质瘤、心血管梅毒及晚期神经梅毒等多系统损害。

梅毒的任何阶段都可能累及眼部，可能是全身感染的首发或者唯一症状，其中以二期和三期最常见。有研究表明，0.5%～1.5%的梅毒患者有眼部表现。梅毒感染在眼部表现多样，有"伟大的模仿者"称号，在梅毒早期，可发生眼部的急性炎症，在梅毒晚期，多发生慢性炎症，累及眼睑、眼眶、结膜、巩膜、角膜、葡萄膜、视网膜、视网膜脉管系统、视神经、瞳孔运动通路和脑神经，可因累及的部位不同导致表现各异的眼部症状及眼部疾病。其中最常见的表现是葡萄膜炎，特别是后葡萄膜炎和全葡萄膜炎。

梅毒性眼病的及时正确诊断非常重要，由于梅毒性眼病表现多样，临床上常常出现误诊、漏诊。故有学者建议临床医生在面对所有出现葡萄膜炎的患者时，都应对其进行梅毒血清学检查，以确定葡萄膜炎是否由梅毒引起；随后询问高危性病史，建议了解所有眼部感染和（或）炎症表现的患者详细的性活动和性传播疾病史；询问是否有非法使用静脉药物史；当有眼部感染和（或）炎症表现的患者在其他诊断下接受治疗时，如果治疗中病情没有改善或恶化，应考虑梅毒感染，立即进行梅毒血清学检测；询问既往梅毒史，有梅毒史的患者在任何新的感染或炎症发作时都应检查患者目前的梅毒活动水平。

本例患者出现了神经视网膜炎的表现，神经视网膜炎相对罕见，其典型"三联征"表现为亚急性视力丧失、视乳头肿胀和黄斑星芒皱褶，这类疾病病因尚多，除了25%的特发性病例，还可由感染以及自身免疫相关疾病引起。感染因素作为该疾病最常见的原因，可来源于如病毒、细菌、螺旋体、寄生虫及真菌等感染；自身免疫相关疾病如风湿性疾病和血管炎症性疾病等。炎症导致漏液的确切机制尚不清楚，液体从视乳头周围通过外界膜，并在黄斑后方积聚。随后的再吸收会留下星形图案的硬性渗出物，此渗出物的形成需要1~2周，故临床上不一定可见到典型的黄斑星芒状渗出。

梅毒性神经视网膜炎的诊断依据患者的病史，眼部及全身的临床表现以及实验室血清学检测。本例患者根据眼底检查发现视网膜血管炎及视盘水肿等改变，初步诊断为双眼视网膜病变。眼科辅助检查FFA显示视盘早期强荧光，晚期强荧光渗漏，伴周围血管渗漏等视盘水肿及葡萄膜炎表现；OCT显示黄斑部有黄斑水肿伴黄斑前膜（炎性渗出）形成，根据患者眼部体征及辅助检查，修改诊断为双眼神经视网膜炎。通过追问病史，患者诉一月前患者生殖器出现新生物，自行涂抹药物后新生物消退。怀疑是否有感染类疾病，通过血清学检验结果显示该患者血清学检测阳性。故确诊为双眼梅毒性神经视网膜炎。

青霉素是治疗梅毒感染的有效药物，及时、足量地规范治疗，预后较好。但在应用青霉素治疗的最初24小时内，可能会引起发烧、肌痛、头痛等不适反应，称为赫氏反应，这是人体对大量释放进入血液的梅毒螺旋体抗体的一种超敏反应。它也可能加剧梅毒的眼部表现，用糖皮质激素对患者进行预处理可防止眼部症状的恶

笔记

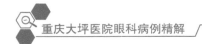

化。所以在治疗此例患者时，我们予以青霉素联合糖皮质激素全身用药治疗。在规范治疗后，患者眼部症状明显改善，预后较好。

病例点评

由于眼部梅毒表现多样，缺乏特异性，与其他眼部疾病相似，易延误诊断及治疗，可导致严重的视力损害。因此，眼科医生必须熟悉眼部梅毒的各种表现，及时准确地进行诊断和治疗。患者就诊时，需结合临床表现仔细询问病史，对病因不明的、治疗效果不理想的葡萄膜炎（脉络膜视网膜炎、神经视网膜炎、视神经炎等），应进行梅毒血清学检测以排查梅毒感染，及时得出高效准确的诊断，尽早规范治疗。

参考文献

1. ANDERSON J, MINDEL A, TOVEY S J, et al. Primary and secondary syphilis, 20 years' experience. 3: diagnosis, treatment, and follow up. Genitourin Med, 1989, 65 (4): 239 – 243.

2. KISS S, DAMICO F M, YOUNG L H. Ocular manifestations and treatment of syphilis. Semin Ophthalmol, 2005, 20(3): 161 – 167.

3. WHO Guidelines for the Treatment of Treponema pallidum (Syphilis): Geneva, 2016.

4. OLIVER S E, COPE A B, RINSKY J L, et al. Increases in Ocular Syphilis-North Carolina, 2014 – 2015. Clin Infect Dis, 2017, 65(10): 1676 – 1682.

5. OLIVER S E, AUBIN M, ATWELL L, et al. Ocular syphilis - Eight Jurisdictions, United States, 2014 – 2015. MMWR Morb Mortal Wkly Rep, 2016, 65(43): 1185 – 1188.

6. ETHERIDGE T, BOWEN R C, RAVEN M, et al. Ocular syphilis: clinical

笔记

manifestations and treatment course. WMJ, 2019, 118(4): 191－195.

7. GHANEM K G, RAM S, RICE P A. The modern epidemic of syphilis. N Engl J Med, 2020, 382(9): 845－854.

8. SINGH A E. Ocular and neurosyphilis: epidemiology and approach to management. Curr Opin Infect Dis, 2020, 33(1): 66－72.

9. KOUNDANYA V V, TRIPATHY K. Syphilis ocular manifestations. StatPearls: Treasure Island (FL), 2022.

10. OLIVER G F, STATHIS R M, FURTADO J M, et al. Current ophthalmology practice patterns for syphilitic uveitis. Br J Ophthalmol, 2019, 103(11): 1645－1649.

11. TSAN G L, CLAIBORNE R T. Ocular syphilis. Clin Exp Optom, 2021, 104(7): 756－759.

12. BRAZIS P W, LEE A G. Optic disk edema with a macular star. Mayo Clin Proc, 1996, 71(12): 1162－1166.

13. LUECK C J. Neuroretinitis: a tricky mimic. Pract Neurol, 2020, 20(6): 430－432.

14. WEERASINGHE D, LUECK C. Mimics and chameleons of optic neuritis. Pract Neurol, 2016, 16(2): 96－110.

15. ABDELHAKIM A, RASOOL N. Neuroretinitis: a review. Curr Opin Ophthalmol, 2018, 29(6): 514－519.

16. PURVIN V, SUNDARAM S, KAWASAKI A. Neuroretinitis: review of the literature and new observations. J Neuroophthalmol, 2011, 31(1): 58－68.

17. FATHILAH J, CHOO M M. The Jarisch-Herxheimer reaction in ocular syphilis. Med J Malaysia, 2003, 58(3): 437－439.

（黄阳　整理）

病例 17　Stargardt 病

病历摘要

【基本信息】

患者，男性，11 岁。

主诉： 双眼视力逐渐下降 1 年。

现病史： 患者 1 年前无明显诱因出现双眼视力无痛性渐进性下降，伴畏光，无视野缺损、视物变形，无闪光感、眼红、眼痛。

既往史： 无特殊。

个人史： 父母非近亲结婚；无家族史、外伤史。

【眼科检查】

视力：右眼 0.2，左眼 0.1，不能矫正。眼压：右眼 14.8 mmHg，左眼 17.4 mmHg。双眼前节（－），眼底：右眼视乳头界清色可，血管走形正常，黄斑中心凹反光消失，可见数颗灰黄色斑点。左眼视乳头界清色可，血管走形正常，黄斑区见 1.5 × 1 PD 横椭圆病灶，并伴灰黄色斑点（图 17 - 1、图 17 - 2）。

【辅助检查】

FFA（图 17 - 3）：双眼"靶心"状色素上皮萎缩区，呈黄斑中央斑片状或环形弱荧光，周边斑点状透见荧光，脉络膜"湮没征"。

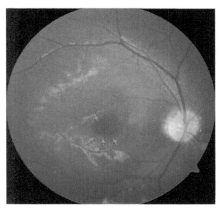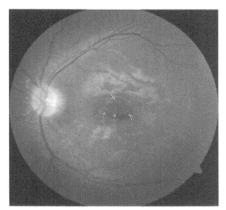

图 17 - 1　右眼黄斑中心凹
反光消失，黄斑区灰黄色斑点
（红箭头）

图 17 - 2　左眼黄斑区横椭圆
病灶伴灰黄色斑点
（红箭头）

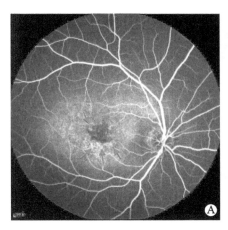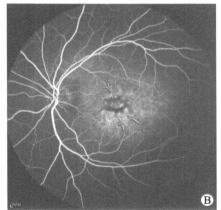

A. 右眼 3′52″；B. 左眼 57″。

图 17 - 3　FFA

黄斑 OCT（图 17 - 4）：双眼神经上皮层变薄，嵌合体带及椭圆体带大范围缺失受损伴颗粒状高反射，色素上皮层萎缩变薄。

ERG（图 17 - 5、图 17 - 6）：双眼明适应、暗适应不同程度损害，b 波振幅下降。

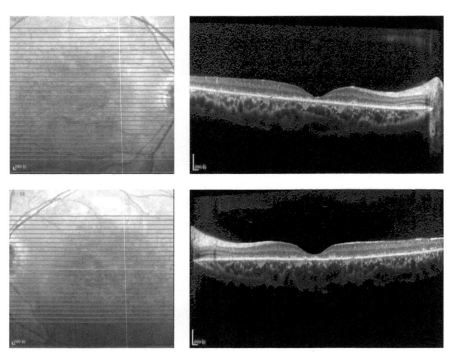

图 17 -4　双眼黄斑 OCT 显示神经上皮层变薄，嵌合体带及
椭圆体带大范围缺失受损伴颗粒状高反射（红箭头），
RPE 萎缩变薄

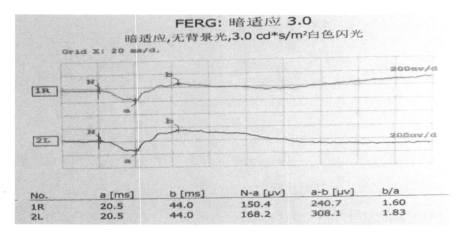

图 17 -5　暗适应 3.0（右眼 b 波振幅中度降低，
左眼 b 波振幅轻度降低）

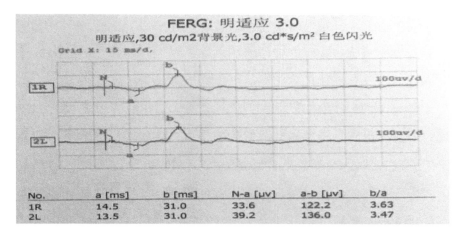

图 17-6 明适应 3.0（右眼 a、b 波振幅均轻度降低，
左眼 b 波振幅略降低）

【诊断】

双眼 Stargardt 病。

【治疗经过】

本病目前尚无有效治疗方法。

【随访】

本病呈进行性发展，病变早期视力较好，当黄斑区受累程度加重，视力预后较差。

🔬 病例分析

Stargardt 于 1909 年首次发表了两个家系的黄斑萎缩性损害合并视网膜黄色斑点沉着（fundus flavimaculatus withmacular dystrophy），又称 Stargardt 病。该病是一种双眼对称性、进行性、遗传性、黄斑萎缩性变性的疾病，具有两种基本特征，即黄斑部椭圆形萎缩区和其周围视网膜黄色斑点。Noble 等根据不同的眼底表现将该病分

笔记

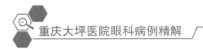

为 4 型：①不伴黄色斑点的黄斑变性；②伴黄斑中心凹周围有黄色斑点的黄斑变性；③后极部弥散性黄色斑点的黄斑变性；④后极部弥散性黄色斑点不伴黄斑变性。

Stargardt 病主要为常染色体隐性遗传疾病，较多发生于近亲婚配的子女。也有常染色体显性遗传的报道，散发者也非少见。隐性遗传的致病基因是 ATP 结合转运基因（ABCA），此基因不同突变方式导致不同遗传性疾病，如视网膜色素变性、视锥视杆细胞营养不良及 Stargardt 病等。显性遗传的基因定位于 6 号染色体的短臂和 13 号染色体的长臂上。ABCA4 基因的突变导致 RPE 细胞内积聚一种酸性黏多糖，从而引起 RPE 细胞的功能障碍或死亡，最终导致光感受器细胞的变性及萎缩。

本病好发年龄为 6 ~ 20 岁，患病率为 1∶（8000 ~ 10000），双眼发病，同步缓慢发展，无明显性别与种族差异，预后与发病年龄相关，发病年龄越早，病程越严重，预后越差。有研究表明，这是因为与成人发病的 Stargardt 病患者相比，儿童发病的 Stargardt 病患者更常携带 2 种有害变异。最常见症状是双眼对称性进行性视力下降，在 20/200 ~ 20/70 无法矫正，少数可发展为数指。伴有畏光、色觉异常、中心暗点和暗适应缓慢。

疾病初期患者视力下降，眼底检查可能几乎完全正常，容易误诊为弱视、伪盲或者癔症，此时给予 FFA 检查可以发现黄斑区色素上皮萎缩的斑点状透见荧光，所以 FFA 对本病早期诊断极为重要。随着病程逐渐发展，眼底可出现黄斑中心凹反光消失，色素紊乱呈颗粒状及黄色小点，并逐渐形成一个横椭圆形萎缩区，横径 1.5 ~ 2.0 PD，垂直径 1.0 ~ 1.5 PD，境界清楚，呈现如同被锤击过的青铜片样外观（beaten-bronze-like appearance）。而在萎缩区周围则出现视网膜深层黄色斑点，斑点吸收后留下色素上皮萎缩，萎缩区又

笔记

扩大，不断发展至整个后极部，一般不超出上下血管弓。此时 FFA 可见"牛眼"（靶心）状色素上皮萎缩区，呈斑点状透见荧光间杂斑点状弱荧光。疾病晚期，后极部色素上皮、视网膜神经上皮及脉络膜毛细血管全部萎缩，仅见脉络膜的大血管及白色巩膜。

研究表明约 85% 病例在整个造影过程中可以见到脉络膜"湮没征"，即荧光素钠经过脉络膜循环时背景荧光暗弱，在暗弱的背景下，视网膜的毛细血管则显得比平时更加清晰，原因可能是视网膜色素上皮细胞内脂褐质等异常物质蓄积，使脉络膜荧光受阻挡，导致背景荧光普遍减弱。

FAF 可表现为增加或减少，增加代表 RPE 内脂褐质的过度聚集，减少代表 RPE 萎缩伴光感受器丧失。OCT 可发现椭圆体带、嵌合体带的缺损，有学者发现部分患者在 OCT 上观察到光感受器异常，而在 FAF 上却没有相应改变，这一结果表明，在这些患者中，光感受器的结构完整性可能比 RPE 的变化更早受到影响，这为探讨 Stargardt 病的病理生理提供了新的理论基础。晚期 OCT 可表现为视网膜外层变薄，视网膜和脉络膜均变薄。ERG 常见异常特征为明适应 ERG 的 b 波振幅下降，但峰时正常。因本病损害位于RPE，故大部分患者 EOG 检查异常，表现为 P-T 曲线平坦，基值电位严重下降。

本例患者应与以下疾病鉴别。

（1）卵黄状黄斑变性：又名卵黄状黄斑营养不良、Best 病。为常染色体显性遗传，致病基因位于 11 号染色体的 q13 上，有明显家族史。也发生在 5～15 岁幼儿及少年，亦为双眼发病。其原发病变在 RPE 层。在卵黄病变期眼底黄斑区呈对称的圆形或卵圆形黄色或橘黄色囊样隆起，边界较清，此时视力可正常或轻度异常；在卵黄破碎期黄斑区病灶内黄色物质可液化呈前方积脓样外观，此期

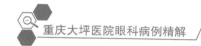

视力可突然下降；萎缩期黄斑区形成脉络膜视网膜萎缩灶，可见新生血管的纤维瘢痕和色素增生，此期视力中度到重度异常。FFA 表现可因卵黄样物质遮蔽呈弱荧光，或卵黄样物质吸收后，色素上皮萎缩呈现强荧光改变。黄斑 OCT 表现为椭圆体及嵌合体带和 RPE 层间中密度反射区域或形成空腔。EOR 异常，光峰/暗谷比（Arden 比）常低于 1.5。ERG 一般完全正常。本病例患儿视力明显下降，眼底表现为双眼黄斑区色素紊乱，可见横椭圆形病灶及灰黄色斑点，并未见边界较清楚的圆形或卵圆形黄色或橘黄色囊样隆起，也未见黄斑区积脓样外观和脉络膜视网膜萎缩灶。黄斑 OCT 表现为椭圆体及嵌合体带缺失伴颗粒状高反射，而非椭圆体及嵌合体带和 RPE 层间中密度反射区域或空腔。FFA 呈双眼"靶心"状色素上皮萎缩区，脉络膜"湮没征"而并非不规则遮蔽荧光和透见荧光相混杂。ERG 异常。故可排除该病。

（2）视锥细胞营养不良：是一组累及视锥细胞功能的遗传性疾病。多为常染色体显性遗传，也可见常染色体隐性遗传及 X 连锁隐性遗传，起病年龄分布较广。眼底也可表现为双眼黄斑区对称性靶心样脱色素改变，随病情进展也可表现为青灰样或金箔样反光，RPE 萎缩，呈牛眼状或圆形变性灶。FFA 呈典型的牛眼征。黄斑 OCT 表现为椭圆体及嵌合体带缺损消失，RPE 萎缩。因为本病选择性损害视锥细胞，所以主要表现为 ERG 视锥细胞反应（明适应和闪烁光 ERG）无波形或波形很低，暗适应基本正常。本病例患儿 ERG 明适应显示 b 波振幅轻度降低，暗适应也轻中度异常，并不符合该病 ERG 改变，故也可排除。

（3）药物毒性如氯喹所致黄斑病变：氯喹目前用来治疗阿米巴病、风湿性关节炎、红斑狼疮及预防疟疾。眼底最典型为黄斑中心凹周围色素沉着，似牛眼。视野最早表现为旁中心暗点。本病例患儿无自身免疫疾病及疟疾感染病史，无口服氯喹用药史，故可以排除药物毒性所致的黄斑病变。

（4）先天性视网膜劈裂：X连锁隐性遗传，患者几乎全为男性儿童，出生时即存在。劈裂多见于黄斑区及颞下方。眼底可见黄斑区放射状皱褶，周围绕以许多小囊肿，形成花瓣样外观。OCT黄斑区呈囊性改变，神经纤维层分离。本病例患儿OCT未见黄斑区视网膜劈裂，故可排除。

本病目前尚无有效治疗方法。因为维生素A可以促进RPE层沉积脂褐质，因此，Stargardt病患者应该避免补充维生素A，可给予叶黄素、玉米黄质、维生素B、维生素C等辅助支持药物。可通过戴遮光眼镜来避免强光对黄斑的损害。光学辅助器（远距离辅助器和近距离辅助器）有一定疗效。有学者认为，通过膜片移植载体的诱导多能干细胞是RPE替代治疗中最有前途的选择。随着近年基因定位和致病基因的研究深入发展，使其产前诊断成为可能。

病例点评

Stargardt病好发于儿童或青少年，通常呈双眼对称性视力下降，发病早期，眼底表现几乎正常，临床工作中，如遇儿童或青少年视力下降验光不能提高时应考虑该病可能，视力下降与眼底表现不一致时可行FFA检查帮助早期诊断Stargardt病。

本病例通过典型的眼底表现结合黄斑OCT、FFA及ERG结果可以明确诊断Stargardt病，但缺乏基因检测结果是本病例不足之处。

参考文献

1. BITHER P P, BERNS L A. Stargardt's disease: a review of the literature. J Am

笔记

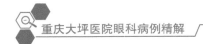
Optom Assoc, 1988, 59(2): 106 – 111.

2. NOBLE K G, CARR R E. Stargardt's disease and fundus flavimaculatus. Arch Ophthalmol, 1979, 97(7): 1281 – 1285.

3. CREMERS F P M, LEE W, COLLIN R W J, et al. Clinical spectrum, genetic complexity and therapeutic approaches for retinal disease caused by ABCA4 mutations. Prog Retin Eye Res, 2020, 79: 100861.

4. BONDARENKO M T, ZHORZHOLADZE N V, SHEREMET N L, et al. Stargardt's disease and abiotrophy of Franceschetti (fundus flavimaculatus): pathogenetic, clinical, and molecular genetic characteristics. Vestn Oftalmol, 2014, 130(2): 72 – 76.

5. BITHER P P, BERNS L A. Dominant inheritance of Stargardt's disease. J Am Optom Assoc, 1988, 59(2): 112 – 117.

6. NASONKIN I, ILLING M, KOEHLER M R, et al. Mapping of the rod photoreceptor ABC transporter (ABCR) to 1p21 – p22.1 and identification of novel mutations in Stargardt's disease. Hum Genet, 1998, 102(1): 21 – 26.

7. FUJINAMI K, ZERNANT J, CHANA R K, et al. Clinical and molecular characteristics of childhood-onset Stargardt disease. Ophthalmology, 2015, 122(2): 326 – 334.

8. TSANG S H, SHARMA T. Stargardt disease. Adv Exp Med Biol, 2018, 1085: 139 – 151.

9. GOMES N L, GREENSTEIN V C, CARLSON J N, et al. A comparison of fundus autofluorescence and retinal structure in patients with Stargardt disease. Invest Ophthalmol Vis Sci, 2009, 50(8): 3953 – 3959.

10. RAIMONDI R, ZOLLET P, DE ROSA F P, et al. Where are we with RPE replacement therapy? A translational review from the ophthalmologist perspective. Int J Mol Sci, 2022, 23(2): 682

11. FENNER B J, TAN T E, BARATHI A V, et al. Gene-based therapeutics for inherited retinal diseases. Front Genet, 2021, 12: 794805.

（徐燕　整理）

笔记

病例 18　眼底血管样条纹

病历摘要

【基本信息】

患者，男性，47 岁。

主诉：双眼视力下降 7 年，左眼视物变形 1 周。

现病史：7 年前患者无明显诱因出现双眼视力进行性缓慢下降，未予重视。1 周前，患者无明显诱因出现左眼视物变形。

既往史：无特殊。

个人史：无特殊。

【眼科检查】

戴镜视力：右眼 0.05，左眼 0.1。眼压：右眼 18.2 mmHg，左眼 16.8 mmHg。双眼结膜无充血，角膜透明，前房（-），瞳孔圆，直径 3 mm，对光反射可，晶状体轻度混浊。散瞳眼底：右眼视乳头色可、界清，视网膜血管周围色素性条纹，上方、颞下方视网膜出血，黄斑区脉络膜萎缩；左眼视乳头色可、界清，视网膜血管周围色素性条纹，颞侧后极部视网膜出血。

【辅助检查】

眼底广角照相（图 18 - 1）：右眼视乳头周围放射状的暗条纹向周边延伸，上方、颞下方视网膜出血，黄斑区脉络膜萎缩；左眼视乳头周围放射状的暗条纹，颞侧后极部视网膜出血。

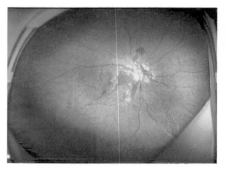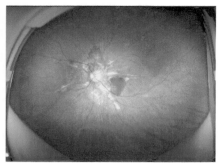

图 18 - 1　眼底广角照相

红外光见图 18 - 2。

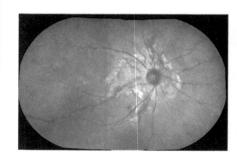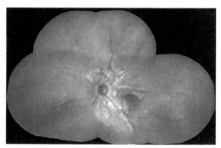

图 18 - 2　眼底红外光图可见血管样条纹
从视乳头周围向周边放射状延伸

FFA + ICGA（图 18 - 3）：双眼视网膜血管样条纹，双眼黄斑
脉络膜新生血管，表现为环绕视乳头的强荧光条纹。

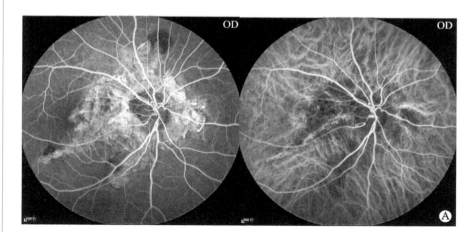

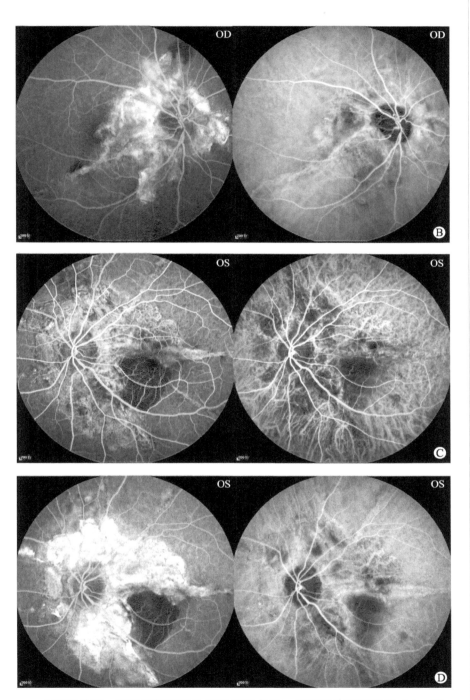

　　在动静脉期，可见环绕视乳头的强荧光条纹，黄斑区片状强荧光（A、C）；造影晚期，双眼血管样条纹荧光增强，黄斑区片状荧光增强伴渗漏（B、D）。

图 18 - 3　FFA + ICGA

笔记

OCT（图18-4）：右眼内表面见增殖膜光带附着，神经上皮层增厚，椭圆体带、嵌合体带不均匀受损，神经上皮层下见高反射的光，RPE不规则隆起；左眼神经上皮层增厚，层间多个细小暗腔，椭圆体带、嵌合体带不均匀受损，中心区见高反射的光团突破RPE层，RPE隆起断裂。

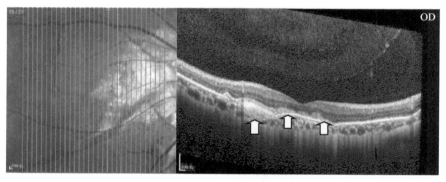

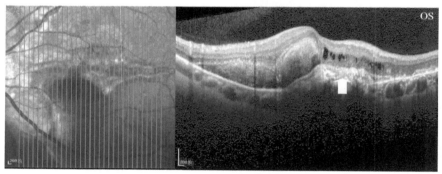

图18-4　OCT（白箭头显示CNV）

【诊断】

双眼视网膜血管样条纹；双眼黄斑区脉络膜新生血管。

【治疗经过】

给予抗VEGF玻璃体腔注射治疗。

【随访】

患者在进行了1次抗VEGF玻璃体腔注射治疗后，复查结果如下。视力：右眼 0.06，左眼 0.07。眼压：右眼 19.3 mmHg，左眼 16.6 mmHg。眼底：右眼视乳头正常，视网膜血管周围色素性条纹，上方、颞下方视网膜出血较前吸收，黄斑区脉络膜萎缩；左眼视乳头正常，视网膜血管周围色素性条纹，颞侧后极部视网膜出血较前吸收。OCT 检查见图 18 - 5。继续给予抗 VEGF 玻璃体腔注射治疗。

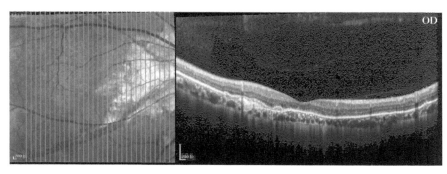

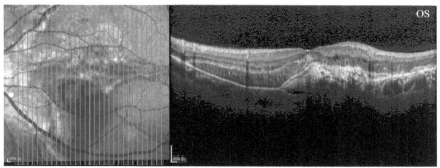

图 18 - 5　双眼眼底黄斑区水肿较前减轻，CNV 部分萎缩

🔬 病例分析

眼底血管样条纹（angioid streaks，AS）是 Bruch 膜在广泛变性和钙化的基础上产生轮状裂隙所致的一类疾病，典型眼底改变为暗红棕色放射状条带，形似血管，通常是双侧的，围绕视乳头向后极

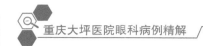

及视网膜周围放射，这可能是眼外肌施加在脆弱、活动有限的后极上的机械应力所致，病变呈不规则的、线性的裂纹状，随着时间的推移，它们的长度和直径可能会增加，也可能会在旧病灶附近发展新病变。本病起病隐匿、病程缓慢，患者通常早期无症状不易察觉，当轻微创伤后，引起视网膜下出血时发现，或当出现脉络膜新生血管影响视力时发现。

该疾病病因尚不清楚，约50%的患者合并全身病，如弹性假黄色瘤、Paget 病、Ehlers-Danlos 综合征、镰状细胞性疾病和其他血红蛋白病等，其中弹性假黄色瘤中 AS 发病率最高，可达59%~87%。故在诊疗过程中，需排查患者是否伴随全身性疾病，以便后续多学科的诊治。同时可以通过询问病史，以及相关疾病的全身检查及实验室检查来排查。

尽管 AS 最初对视觉功能没有影响，而且大部分看起来是静止的，条纹可局限于乳头周围区，也可延伸至后极或更广的区域，但当病灶侵及到中心凹时，或者当 RPE 层和感光细胞层发生断裂和扭曲时，患者就会出现视物变形、暗点或视力下降。由于 Bruch 膜的机械完整性被打断，随着病情发展，脉络膜的纤维血管可通过该裂隙长入 RPE 层或视网膜神经上皮下导致黄斑部脉络膜新生血管的产生；除机械断裂外，这些脉络膜毛细血管灌注减少可能导致视网膜外层缺血，致血管内皮生长因子（vascular endothelial growth factor，VEGF）分泌更多，促进新生血管的形成。在 AS 疾病的自然病程中，42%~86%的患者会发生 CNV。随后出现渗出、出血及视网膜下纤维化和萎缩，严重影响视力。在疾病自然病程的最后阶段，CNV 可导致盘状瘢痕，损害视力甚至造成盲。本例患者血管样条纹病变累及后极部并且出现了黄斑区 CNV，视力损害严重。

该疾病诊断主要依靠典型的眼底表现，但仍需与一些疾病鉴别，如渗出性年龄相关性黄斑变性、特发性脉络膜新生血管等，此病例为 47 岁中年男性，而渗出性年龄相关性黄斑变性常发生于老年人，虽然出现了 CNV，但未见视乳头周围的放射状条纹影，故排除。特发性脉络膜新生血管常发生于年轻女性，多为单眼发病，且无视乳头周围的放射状血管状影，根据眼底是否有典型的血管样条纹改变，可鉴别。

黄斑 CNV 的出现是导致该疾病进展的主要原因，CNV 的频繁复发在治疗上较为棘手，所以目前治疗关键是控制 CNV 的发展。多种治疗方式包括激光光凝、经瞳孔温热疗法、光动力疗法与玻璃体腔注射抗 VEGF 药物等，其中有研究证实玻璃体腔注射抗 VEGF 药物可使超过 80% 的患者视力稳定甚至改善。但也有研究报道称抗 VEGF 治疗仅能控制脉络膜新生血管的活跃性，延缓疾病的进展，而不能从根本上抑制脉络膜新生血管的发生发展，也就是说抗 VEGF 治疗对疾病急性发作方面是非常有效的，但长期治疗对疾病无改善作用。本例患者在第 1 次进行抗 VEGF 治疗后复查，左眼视力有所提升，OCT 可见黄斑区水肿情况较前好转。

综上所述，尽管该疾病可能保持稳定，但 CNV 是 AS 最重要的并发症，其发展可能导致视力下降。如果不及时治疗，预后较差。

🔲 病例点评

眼底血管样条纹是一种由于 Bruch 膜的线状断裂而呈现出像血管一样的条纹，围绕视乳头向四周放射的病变，由于 Bruch 膜机械完整性的中断为异常新生血管创造了通道，故常易并发 CNV。诊断依靠典型的眼底病变，需仔细询问病史及进行体格检查，必要时行相关实验室检查以排查全身系统性疾病。目前主要应用玻璃体腔内

笔记

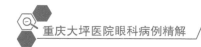
注射抗 VEGF 药物治疗，短期内可有较好的效果，但在 5 ～ 10 年的随访中观察到视力仍逐渐下降。目前眼底血管样条纹合并 CNV 仍是眼科诊治的一大挑战。

参考文献

1. GLIEM M, FINGER R P, FIMMERS R, et al. Treatment of choroidal neovascularization due to angioid streaks: a comprehensive review. Retina, 2013, 33(7): 1300 – 1314.

2. BATTEN R D. Angioid streaks, and their relation to a form of central choroidal disease. Br J Ophthalmol, 1931, 15(5): 279 – 289.

3. GIACOMELLI G, FINOCCHIO L, BIAGINI I, et al. Long-term follow-up of choroidal neovascularization due to angioid streaks with pro re nata intravitreal Anti-VEGF treatment. Ophthalmologica, 2017, 238(1 – 2): 44 – 51.

4. TILLEUL J, MIMOUN G, QUERQUES G, et al. Intravitreal ranibizumab for choroidal neovascularization in angioid streaks: four-year follow-up. Retina, 2016, 36 (3): 483 – 491.

5. AL-RASHAED S, AREVALO J F. Long-term follow-up of choroidal neovascularization secondary to angioid streaks: case series and literature review. Clin Ophthalmol, 2012, 6: 1029 – 1034.

6. MARTINEZ-SERRANO M G, RODRIGUEZ-REYES A, GUERRERO-NARANJO J L, et al. Long-term follow-up of patients with choroidal neovascularization due to angioid streaks. Clin Ophthalmol, 2017, 11: 23 – 30.

7. GEORGALAS I, PAPACONSTANTINOU D, KOUTSANDREA C, et al. Angioid streaks, clinical course, complications, and current therapeutic management. Ther Clin Risk Manag, 2009, 5(1): 81 – 89.

8. FINGER R P, CHARBEL ISSA P, SCHMITZ-VALCKENBERG S, et al. Long-term effectiveness of intravitreal bevacizumab for choroidal neovascularization secondary to angioid streaks in pseudoxanthoma elasticum. Retina, 2011, 31(7): 1268 – 1278.

9. MYUNG J S, BHATNAGAR P, SPAIDE R F, et al. Long-term outcomes of intravitreal antivascular endothelial growth factor therapy for the management of

笔记

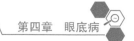

choroidal neovascularization in pseudoxanthoma elasticum. Retina, 2010, 30（5）: 748 – 755.

10. RISSEEUW S, OSSEWAARDE-VAN NOREL J, VAN BUCHEM C, et al. The extent of angioid streaks correlates with macular degeneration in pseudoxanthoma elasticum. Am J Ophthalmol, 2020, 220: 82 – 90.

11. CHATZIRALLI I, SAITAKIS G, DIMITRIOU E, et al. Angioid streaks: a comprehensive review from pathophysiology to treatment. Retina, 2019, 39（1）: 1 – 11.

12. SHAH M, AMOAKU W M. Intravitreal ranibizumab for the treatment of choroidal neovascularisation secondary to angioid streaks. Eye（Lond）, 2012, 26（9）: 1194 – 1198.

13. ESEN E, SIZMAZ S, DEMIRCAN N. Intravitreal aflibercept for management of subfoveal choroidal neovascularization secondary to angioid streaks. Indian J Ophthalmol, 2015, 63（7）: 616 – 618.

14. RAMAKRISHNAN T, CHANDRA S, SIVAPRASAD S. Long-term follow-up of management of choroidal neovascularisation secondary to angioid streaks with intravitreal anti-vascular endothelial growth factor. Eye（Lond）, 2021, 35（3）: 853 – 857.

（黄阳　整理）

笔记

第五章
眼眶泪道病及眼整形

病例 19　老年性睑内翻

📋 病历摘要

患者 A

【基本信息】

患者，男性，68 岁。

主诉：双眼异物感伴流泪 2 年。

现病史：患者 2 年前出现双眼异物感伴流泪，2 年来逐渐加重。

既往史：否认高血压、糖尿病等病史，否认肝炎、结核、梅毒等传染病病史。否认手术史、过敏史。

【眼科检查】

视力：右眼 0.6，左眼 0.5；双眼下睑内翻，倒睫伴双眼眼袋；双眼结膜充血（+）；角膜透明，KP（-），角膜荧光染色可见下方角膜点状着染；双眼前房较深，Tyn（-）；瞳孔圆，约 3 mm，对光反射灵敏，晶状体混浊，小瞳下视乳头色淡界清，视网膜在位；黄斑中心凹反光存在。

【诊断】

双眼下睑睑内翻伴双眼眼袋。

【治疗经过】

行双眼下睑板前筋膜缩短联合下眼睑成形术。

手术方法（图 19 - 1）：用亚甲蓝记号笔在离下睫毛根部 2 mm 处平行于眼睑边缘做一条标记线。起点在泪点稍外侧，平行于眼角外侧的鱼尾纹，再转至双颞下侧。用 2% 利多卡因与肾上腺素 1∶100000 及 0.75% 丁哌卡因 1∶1∶1 溶液于外眦及下眼睑处浸润麻醉。沿标记线切割皮肤和皮下组织，分离眼轮匝肌及睑板，暴露睑板腺前筋膜，使用睑板夹固定下眼睑止血。用 6-0 可吸收缝线对睑板腺前筋膜行褥式缝合，水平收紧缝线，打结。将皮肤和眼轮匝肌从切口处分离至眶下缘，显露眶隔筋膜，打开眶隔，指导患者闭上眼睛，轻轻按压眼球，使部分眼眶脂肪凸出，切除凸出眼眶脂肪，切口处彻底止血。让患者张嘴同时眼睛向上看。将皮瓣向上提起，标记多余皮肤，去掉多余皮肤。7-0 缝线间断缝合皮肤切口。

笔记

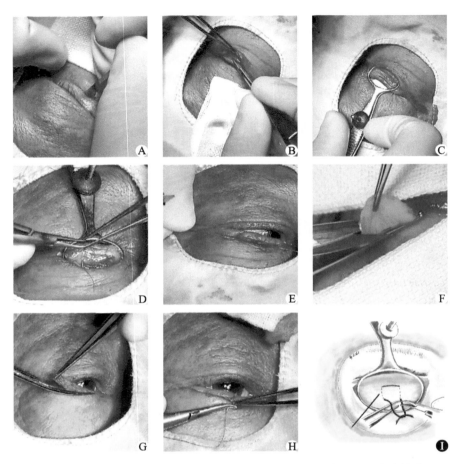

　　A. 切开皮肤；B. 将眼轮匝肌的深侧与睑板分离；C. 暴露睑板腺前筋膜，用睑板夹固定下眼睑，止血；D. 睑板腺前筋膜采用 6-0 可吸收缝线水平褥式缝合；E. 水平拉紧缝线，打结；F. 去除多余的眼眶脂肪；G. 切掉多余的皮肤组织；H. 间断缝合皮肤；I. 睑板腺前筋膜缩短示意。

图 19 -1　手术过程

（图片来源于 PMID：34133363）

【随访】

　　术后随访 1 年，眼睑位置、外观良好，无复发（图 19 -2）。

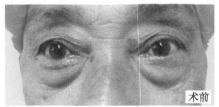
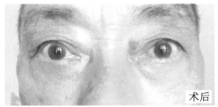

图 19 -2　手术前后对比

患者 B

【基本信息】

患者，男性，65 岁。

主诉：双眼异物感伴流泪 1 年。

现病史：患者 1 年前出现双眼异物感伴流泪，1 年来逐渐加重。

既往史：否认高血压、糖尿病等病史，否认肝炎、结核、梅毒等传染病病史。否认手术史、过敏史。

【眼科检查】

视力：右眼 0.6，左眼 0.5；双眼下睑内翻，倒睫伴双眼眼袋；双眼结膜充血（＋）；角膜透明，KP（－），角膜荧光染色可见下方角膜点状着染；双眼前房常深，Tyn（－）；瞳孔圆，约 3 mm，对光反射灵敏，晶状体混浊，小瞳下视乳头色淡、界清，视网膜在位；黄斑中心凹反光存在。

【诊断】

双眼下睑睑内翻伴双眼眼袋。

【治疗经过】

行双眼下睑板前筋膜缩短联合下眼睑成形术。

手术方法同"患者 A"。

【随访】

术后随访 1 年，眼睑位置、外观良好，无复发（图 19－3）。

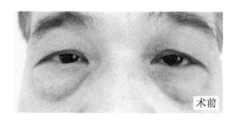
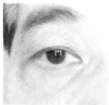
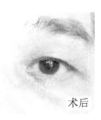

术前　　　　　　　　　　　　　　　　　　术后

图 19－3　手术前后对比

病例分析

睑内翻是睑缘向眼球内翻，导致睫毛和眼睑皮肤与眼睛表面摩擦的一种情况。它是老年人最常见的下眼睑错位之一，影响多达2%的老年人。在早期阶段，并非所有人都需要治疗，但最终眼睛或眼睑的每次运动都会造成角膜表面创伤，可能导致感染和溃疡，并伴有视力障碍。老年性睑内翻，又称退行性睑内翻，是亚洲国家常见的一种疾病，通常由眼睑筋膜的弱化引起。眼睑内翻是一种眼睑位置的错位，导致眼睑外缘向内与眼表面接触。在这种情况下，下睫毛就会与眼球接触从而引起刺激，主要表现为角膜炎和角膜溃疡。老年性睑内翻的主要原因是随着年龄的增长，皮肤逐渐变薄，弹性减弱，张力降低，导致眼眶脂肪向前凸出，同时眼轮匝肌支撑着整个下眼睑。随着年龄的增长，这些组织发生退行性变，从而导致眼睑位置异常。眶下脂肪被眼球的重量向前推进导致眼眶脂肪往前移的同时伴随眼轮匝肌的突出。眼眶脂肪突出进一步推动眼轮匝肌，导致鼻中隔前眼轮匝肌变细，这样眼眶脂肪就覆盖了睑板前的眼轮匝肌，这进一步导致睑板、外侧和内侧肌腱及下眼睑缩肌的张力降低。

手术矫正仍然是较常用和有效的治疗方法。老年性睑内翻的手术有多种选择，目前还没有确定的标准。而老年性睑内翻常伴有眼袋，眼袋不仅会加重睑内翻的情况，还会增加复发率，因为眼袋是引起睑内翻的原因之一。患者的要求不仅是要矫正睑内翻，还要去掉眼袋。手术是治疗睑内翻的主要方法。我院使用一种新的手术方法即睑板前筋膜缩短联合下睑成形术使治疗取得了较好的效果。我们共计收集并随访了46例患者，年龄60～88岁，平均（68.42±3.20）岁。男性22例，女性24例。其中单眼老年性睑内翻合并双眼眼袋40例，双侧老年性睑内翻合并双眼眼袋6例。平均每个患者的手术时间为42分钟（范围32~64分钟）。所有患者围手术期均无并发症发生。46例患者术后52眼均获得良好矫正。眼袋和皮肤松弛得到满意的修复。术后随访1年，无下睑内翻及外翻复发。眼眶区外观改善、年轻化，下睑和睑缘形态自然。手术切口瘢痕隐匿，患者满意度高。

手术矫正的方式主要有Hotz手术或矫正后的琼斯手术。手术主要针对的是皮肤、睑板、睑板筋膜或下睑缩肌。琼斯手术最早被报道是在1963年3月，当时由于Kakizaki等的原因，琼斯手术在日本很流行，并且促进了这种手术方式的发展。对于老年性睑内翻下眼睑的水平和垂直病变必须进行有效的治疗，以避免复发。

琼斯手术为通过折叠使眼睑的筋膜绷紧，从而加强下眼睑韧带的垂直牵引。有研究报道Jones法的复发率为7%~15%。许多作者提出了主要以各种缩短眼睑来矫正退化性睑内翻的方法，包括睑板楔形切除术、睑板剥离术、外眦肌腱术和横向眦成形术。这些方法大多针对眼睑皮肤水平方向的矫正，操作方法较为复杂，需要较长的时间。

许多其他手术方法也取得了良好的效果。Scheepers等的一项前瞻性随机试验比较了外翻缝合法联合横向睑板剥离和单独行外翻缝合法治疗老年性睑内翻的效果，在18个月的随访中未发现复发。倪建新等对43例老年性睑内翻患者进行睑板楔形切除联合改良Hotz手术，平均随访29.6个月，93%的患者取得了良好效果。此外，采用睑板部分切除术矫正水平睑内翻的几种手术方法也均显示出良好的手术效果，随访期间并发症较少。

亚洲人眼睑周围的眼眶脂肪比白人多。睑板腺前筋膜缩短术的原理与眼轮匝肌缩短折叠或切除的原理相似。可在水平方向上增强张力。该方法无须损伤肌肉，具有伤口小、出血少、组织水肿轻及手术时间较短等优点，同时拥有相对简单的手术步骤，学习曲线相对较短。

采用可吸收缝线缝合，使缝线吸收后瘢痕与周围组织粘连，继续维持手术效果。另外，由于手术缝合靠近睑板的前表面，即使缝合张力稍大仍不会造成睑外翻。

病例点评

老年性睑内翻是老年常见疾病，采用睑板前筋膜收缩联合下睑袋整形手术，既纠正了水平位下睑皮肤松弛，又缓解了前后位下睑的张力。眼眶脂肪的去除同时也减少了眼眶脂肪在眼睑的前后作用，可有效降低复发率，术后外观更美观，患者满意度更高，可以进一步推广。

参考文献

1. DUNBAR K E, COX C, HEHER K L, et al. Lateral tarsal strip plus skin-muscle flap excision in the treatment of lower eyelid involutional entropion. Orbit, 2017, 36 (6): 375 - 81.

2. BOBORIDIS K G, BUNCE C. Interventions for involutional lower lid entropion. Cochrane Database Syst Rev, 2002, 12(1): CD002221.

3. NAKAUCHI K, MIMURA O. Combination of a modified Hotz procedure with the Jones procedure decreases the recurrence of involutional entropion. Clin Ophthalmol, 2012, 6: 1819 - 1822.

4. FARIA E S S J, DE PAULA GOMES VIEIRA M, SILVA J V. Uncovering intermittent entropion. Clin Ophthalmol, 2013, 7: 385 - 388.

5. NEMOTO H, NAKAE S, MIYABE K, et al. Reduction in recurrence rate by combining modified hotz procedure with epicanthoplasty to treat congenital epiblepharon. Annals of Plastic Surgery, 2020, 86(6): 632 – 637.

6. NEMOTO H, TOGO T, MARUYAMA N, et al. Orbicularis oculi muscle tightening for involutional entropion. Journal of Plastic, Reconstructive & Aesthetic Surgery: JPRAS, 2017, 70(7): 946 – 951.

7. KAKIZAKI H, ZAKO M, MITO H, et al. Magnetic resonance imaging of pre—and postoperative lower eyelid states in involutional entropion. Jpn J Ophthalmol, 2004, 48(4): 364 – 367.

8. ALTIERI M, KINGSTON A E, BERTAGNO R, et al. Modified retractor plication technique in lower lid entropion repair: a 4-year follow-up study. Canadian Journal of Ophthalmology Journal Canadien d'Ophtalmologie, 2004, 39(6): 650 – 655.

9. BOBORIDIS K, BUNCE C, ROSE G E. A comparative study of two procedures for repair of involutional lower lid entropion. Ophthalmology, 2000, 107(5): 959 – 961.

10. OLALI C, BURTON V, SAMALILA E. Involutional lower eyelid entropion: combined Wheeler's and Wedge resection of tarsal plate. West African Journal of Medicine, 2010, 29(2): 117 – 119.

11. SCHAEFER A J. Lateral canthal tendon tuck. Ophthalmology, 1979, 86(10): 1879 – 1882.

12. NI J, CHEN X, ZHOU S, et al. Wedge resection of the tarsal plate combined with the modified Hotz procedure for correction of involutional lower eyelid entropion. Canadian Journal of Ophthalmology Journal Canadien d'Ophtalmologie, 2019, 54(1): 102 – 105.

13. ISHIDA Y, TAKAHASHI Y, KAKIZAKI H. Posterior layer advancement of lower eyelid retractors with transcanthal canthopexy for involutional lower eyelid entropion. Eye (London, England), 2016, 30(11): 1469 – 1474.

14. SCHEEPERS M A, SINGH R, NG J, et al. A randomized controlled trial comparing everting sutures with everting sutures and a lateral tarsal strip for involutional

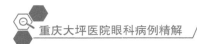

entropion. Ophthalmology, 2010, 117(2): 352 – 355.

15. LEIBOVITCH I. Lateral wedge resection: a simple technique for repairing involutional lower eyelid entropion. Dermatol Surg, 2010, 36(9): 1412 – 1418.

16. MAURIELLO J A, ABDELSALAM A. Modified corncrib (inverted T) procedure with Quickert suture for repair of involutional entropion. Ophthalmology, 1997, 104 (3): 504 – 507.

17. RAININ E A. Senile entropion. Archives of Ophthalmology (Chicago, Ill: 1960), 1979, 97(5): 928 – 930.

18. ROBERTS M A, BADDELEY P, SINCLAIR N, et al. The lower lid diamond: a simple entropion repair to correct both horizontal and lower-lid retractor laxity. Ophthalmic Plastic and Reconstructive Surgery, 2012, 28(1): 44 – 46.

19. HEDIN A. Senile entropion-cure rate by retractor tightening and horizontal shortening. Acta Ophthalmologica Scandinavica, 1997, 75(4): 443 – 446.

20. CARTER S R, SEIFF S R, GRANT P E, et al. The Asian lower eyelid: a comparative anatomic study using high-resolution magnetic resonance imaging. Ophthalmic Plastic and Reconstructive Surgery, 1998, 14(4): 227 – 234.

21. KAKIZAKI H, MALHOTRA R, MADGE S N, et al. Lower eyelid anatomy: an update. Annals of Plastic Surgery, 2009, 63(3): 344 – 351.

22. KAKIZAKI H, JINSONG Z, ZAKO M, et al. Microscopic anatomy of Asian lower eyelids. Ophthalmic Plastic and Reconstructive Surgery, 2006, 22(6): 430 – 433.

23. LIM W K, RAJENDRAN K, CHOO C T. Microscopic anatomy of the lower eyelid in asians. Ophthalmic Plastic and Reconstructive Surgery, 2004, 20(3): 207 – 211.

（王志强　整理）

病例 20 泪道异物

病历摘要

【基本信息】

患者，女性，56 岁。

主诉：左眼溢泪、溢脓、回吸性脓涕 3 年。

现病史：患者自诉左眼分泌物增多，左侧鼻塞 3 年，偶有眼红、眼痒，无眼痛、眼异物感、视力下降，在当地医院泪道冲洗不通畅，诊断为"左眼慢性泪囊炎"，建议上级医院手术治疗。患者 8 年前因"左眼慢性泪囊炎"在外院行左侧鼻腔插管术，具体不详，术后仍有间断流泪。术后告知患者置管可终身存留，无须取出。

既往史：无特殊。

个人史：无特殊。

【眼科检查】（表 20 -1）

表 20 -1 眼科检查结果

	右眼	左眼
视力	1.0	1.0
眼压	17.0 mmHg	15.3 mmHg
泪器	泪囊区挤压（-），泪道冲洗通畅	挤压泪囊区有少许黄白色脓液溢出，泪道冲洗：下冲上返，上冲下返，伴少许脓性分泌物溢出

173

（续）

	右眼	左眼
眼睑	无下垂及倒睫，下睑无松弛	无下垂及倒睫，下睑无松弛
结膜	无充血	无充血
角膜	透明，KP（－）	透明，KP（－）
前房	深度正常，Tyn（－）	深度正常，Tyn（－）
瞳孔	圆，直径3 mm，对光反射灵敏	圆，直径3 mm，对光反射灵敏
晶体	透明	透明
玻璃体	轻度混浊	轻度混浊
眼底	正常	正常

【辅助检查】

泪囊CT造影（图20-1）：左眼泪道置管术后，导管在位，远端位于下鼻道，鼻咽顶后壁软组织增厚并见片状致密影。

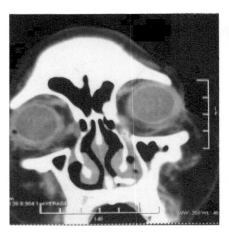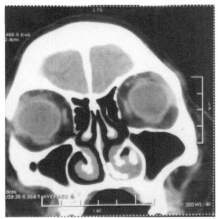

图20-1　泪囊CT造影

鼻窦内镜鼻腔检查（图20-2）：左侧下鼻道不规则异物。

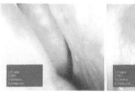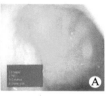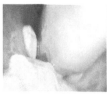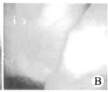

A. 右侧鼻腔；B. 左侧鼻腔。内镜所见鼻腔部鼻中隔无明显偏曲，双侧鼻腔黏膜充血、光滑，左鼻底附有脓性物；鼻咽部黏膜光滑，咽鼓管咽口、咽隐窝、圆枕结构标志清，未见明显新生物。

图 20 - 2　鼻窦内镜鼻腔检查

【诊断】

左眼泪道异物；左眼慢性泪囊炎（复发性）；左眼泪道置管术后。

【治疗经过】

给予全身麻醉鼻内镜下左眼泪道异物取出 + 鼻腔泪囊吻合 + 泪道置管术。术中所见如图 20 - 3 至图 20 - 5 所示。术后第 1 日，溢泪、溢脓消失，泪道冲洗通畅。术前结膜囊脓性分泌物，泪河线宽；术后结膜囊无异常分泌物，泪河线变窄，内眦部可见置管标记（图 20 - 6）。

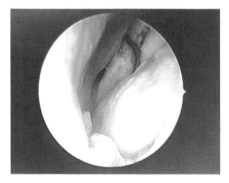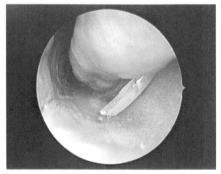

图 20 - 3　术中探查见下鼻道内污秽质易碎异物，
取出后见下鼻道内泪道置管末端

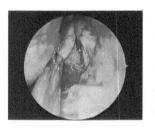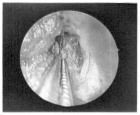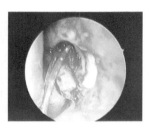

图 20-4　切开鼻黏膜，造骨窗，暴露泪囊，见泪囊结构被瘢痕组织替代，
自下鼻道取出置管后，行经上下泪小管置管

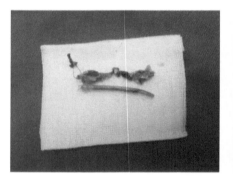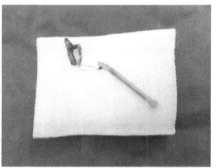

图 20-5　取出下鼻道缝线与结石混合物，取出完整泪道置管

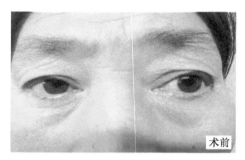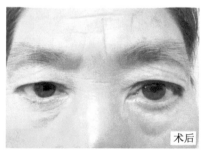

术前　术后

图 20-6　术前术后对比

【随访】

　　术后每周泪道冲洗 1 次，3 个月后复诊取管，泪道冲洗通畅，随访 6 个月无异常。

病例分析

　　泪道置管术是眼科泪道手术最常用的微创手术治疗方法，是在泪道探通的基础上，通过专有的置管工具将泪道引流管或支架置入泪道对应位置，通过引流管的机械支撑，达到扩张泪道、隔离病变组织、促使泪道引流功能恢复的目的。泪道置管术最常用于泪道阻塞性疾病，也可用于泪道外伤或物理化学伤后泪道重建及鼻部或眼部肿瘤手术时保护泪道等。正确的治疗过程有助于患者的康复，而对泪道置管的不当处理会造成患者的更多痛苦。

泪道置管术早在百余年前就已开展，泪道支架材料经历了有机材料、金属义管、小儿静脉输液导管、硬膜外麻醉导管、尼龙、聚乙烯、超聚酰胺、聚氨基甲酸乙酯、硅胶等的一系列变化。随着材料技术和生产技艺的快速发展，置管支架类型也日趋繁多，当前国内外常用的泪道置管形状主要为 U 形、P 形、Y 形、T 形等，置管材料有：金属材料类、硅胶材料类和其他无机高分子材料类。其中硅胶管因其良好的柔韧性、耐用性和生物相容性，已成为目前最常选择的置管材料。本例患者泪道内留置的即为硅胶管。按照置管方法可将泪道置管术分为顺行泪道置管术、逆行泪道置管术、联合泪道置管术和儿童泪道置管术，按照泪道置管位置可分为鼻泪管置管术、双泪小管置管术、双泪小管并鼻泪管置管术、单泪小管置管术、单泪小管并鼻泪管置管术。

置管常联合泪道手术提高患者预后。常见的有鼻腔泪囊吻合术或结膜泪囊鼻腔吻合术联合泪道置管、微创泪道再通术（如泪道内镜辅助下激光泪道成形术、泪道内镜辅助下微钻成形术、高频电灼泪道成形术）联合泪道置管术等。常用的置管类型有 Crawford 管、新型 RS 管等，吻合口处可采用泪囊鼻腔引流支架等。国外研究者对 587 例患者行 Meta 分析发现，DCR 联合泪道置管术可以延缓吻合口闭合，但并不能提高手术成功率。

泪道术后瘢痕、纤维化和肉芽组织增生是泪道手术复发的主要

笔记

原因，临床上泪道置管术可联合抗代谢药共同使用，常用的抗代谢药物有丝裂霉素 C、妥布霉素地塞米松眼膏、5-氟尿嘧啶等。丝裂霉素 C 可干扰细胞 DNA 合成，抑制成纤维细胞增殖，减少粘连及瘢痕组织增生，提高泪道手术的成功率，但也增加了发生并发症的风险。妥布霉素地塞米松眼膏具有抗感染、抗水肿、抑制成纤维细胞增殖的作用，临床应用较多。关于 5-氟尿嘧啶的研究尚有争议，有待进一步临床观察和验证。

此外，针对多段泪道阻塞，也有学者行顺逆联合置管，提高了手术成功率，是治疗复杂性泪道阻塞的有效方法。

随着内镜技术的逐渐成熟，泪道手术逐渐向微创、高效的方向发展，微创泪道再通术也受到越来越多医生及患者的青睐。国内外研究者发现通过泪道内镜下微钻泪道成形术联合泪道置管术治疗泪道阻塞，单纯上泪道阻塞有效率为 91.3% ～100%，单纯鼻泪管阻塞有效率为 86.4% ～92.9%，难治性泪道阻塞有效率约为 60%。泪道内镜辅助下激光泪道成形术、微钻泪道成形术、高频电灼泪道成形术等，在直视下操作大大减少了假道等并发症的发生，实现了精准治疗，联合泪道置管可以对再通泪道起支撑、避免组织增生及避免瘢痕阻塞等作用，具有成功率高、安全、微创等优势，已在临床广泛应用。

传统泪道支架置入泪道后需二次手术取出，易对泪道内壁黏膜造成创伤，引起黏膜粘连等，因此可降解材料的研发成为泪道置管研发的新挑战。兼有生物相容性好、高分子材料的韧性和强度，又可以在一定时间内降解的新材料人工泪管成为泪道置管材料新趋势。

对于泪道置管留存造成的泪道炎症、阻塞患者的正确处理是取出留置的泪道置管，并进行泪道的重建再通。10 ～20 年前，临床聚乙烯置管使用较多，由于该支架柔韧性差、生物相容性不佳，在组织中留存时被组织包裹，取出时出现碎裂，导致取出不全，同时因粘连重，对泪道内壁也造成损伤，因此聚乙烯材质的泪道置管已逐步被临床弃用。本例患者既往处理不当之处就在于术后未能适时取出置管，导致置管周围出现粘连、炎症、感染。比较幸运的是，本例患者使用的是硅胶材质的鼻泪管球囊式支架，该支架孔洞少，不易因肉芽长入孔洞造成与周围组织的广泛粘连，加之硅胶材质的柔韧性好，取出完整且无明显出血。因置管留置时间长，置管周围泪道组织已被塑形，缺乏弹性，故在取出泪道置管后进行泪道重建，并再次植入硅胶材质的新型 RS 双头泪道置管塑形，于手术后 3 个月取出硅胶管，获得满意的疗效。

🩺 病例点评

　　由于泪道阻塞性疾病易复发，患者常伴有较长的诊治病史，应仔细询问，避免遗漏，尤其对于有置管史的患者，应结合病史和影像学检查明确有无置管留存。

　　进行泪道置管时，应选择合适材质和形态的置管，并在泪道成形后适时取出置管，以免长期留置造成泪道的医源性损伤。

参考文献

1. ROKOHL A C, GUO Y, MOR J M, et al. Intubationssysteme in der Tränenwegchirurgie-eine aktuelle übersicht［Intubation systems in lacrimal drainage surgery—a current overview］. Klin Monbl Augenheilkd, 2020, 237(1): 20 – 28.

2. BOHMAN E, KUGELBERG M, DAFGåRD KOPP E. Long-term outcome of lacrimal stent intubation for complete acquired lacrimal drainage obstructions. Acta Ophthalmol, 2020, 98(4): 396 – 399.

3. ALI M J, YARTSEV V D. Redkie sluchai dislokatsii lakrimal'nogo implantata［Rare

cases of lacrimal stent dislocation]. Vestn Oftalmol, 2019, 135(5. Vyp. 2): 204 – 208.

4. QUARANTA-LEONI F M, FIORINO M G, SERRICCHIO F, et al. Management of proximal lacrimal obstructions: a rationale. Acta Ophthalmol, 2021, 99(4): e569 – e575.

5. MIHAILOVIC N, GRENZEBACH U H, ETER N, et al. Application possibilities of a new preloaded nasolacrimal duct intubation system. Klin Monbl Augenheilkd, 2021, 238(1): 48 – 54.

6. YU G, WU Q, LIN Q, et al. Lacrimal intubation with the Ritleng system in congenital nasolacrimal duct obstruction in children. Zhonghua Yan Ke Za Zhi, 2008, 44(10): 887 – 891.

7. BAEK J S, LEE S, LEE J H, et al. Predictors of silicone tube intubation success in patients with lacrimal drainage system stenosis. Korean J Ophthalmol, 2016, 30(3): 157 – 62.

8. ALAÑÓN F J, ALAÑÓN M A, M ARÍN-GONZÁLEZ B, et al. Intubación monocanalicular autoajustable para la obstrucción lagrimal congénita [Self-adjusting monocanalicular intubation for congenital lacrimal obstruction]. Arch Soc Esp Oftalmol, 2015, 90(5): 206 – 211.

9. CRAWFORD J S. Intubation of the lacrimal system. Ophthalmic Plast Reconstr Surg, 1989, 5(4): 261 – 265.

10. HEICHEL J, STRUCK H G, GLIEN A. Diagnostics and treatment of lacrimal duct diseases: a structured patient-centred care concept. HNO, 2018, 66(10): 751 – 759.

11. SCHAUDIG U, HEIDARI P. Indications and techniques for intubation of the lacrimal ducts. Ophthalmologe, 2013, 110(6): 549 – 54.

12. 陶海, 白芳. 泪器病诊治新进展. 北京: 人民卫生出版社, 2015.

13. 叶琳, 张敬先. 逆行泪道置管术后并发症的原因分析及防治. 国际眼科杂志, 2012, 12(3): 572 – 574.

14. 郑一仁. 可降解泪道支架的研制. 眼外伤职业眼病杂志, 2006, 28(10): 734.

15. 郑贵球, 蒋丽霞, 顾其胜, 等. 新型可降解人工泪小管的制备与表征. 中国修复重建外科杂志, 2008, 22(7): 856 – 860.

笔记

16. 詹新媛, 郭鑫, 胡维琨, 等. 新型可降解泪道支架的制备及其生物降解性和生物相容性评估. 中华实验眼科杂志, 2017, 35(2): 129 - 134.

17. 刘星星, 杨阳, 马雪琴, 等. 鼻泪管支架的材料设计与临床研究进展. 生物医学工程与临床, 2019, 23(3): 359 - 364.

18. KEITH C G. Intubation of the lacrimal passages. Am J Ophthalmol, 1968, 65(1): 70 - 74.

19. MAHESHWARI R D, MAHESHWARI M. Annular intubation with pigtail probe for canalicular lacerations. Indian J Ophthalmol, 2020, 68(10): 2166 - 2169.

20. YUEN S J, OLEY C, SULLIVAN T J. Lacrimal outflow dysgenesis. Ophthalmology, 2004, 111(9): 1782 - 1790.

21. KOMÍNEK P, CERVENKA S, NOVÁK V. Intubation of the lacrimal pathways under endoscopic control. Ophthalmologica, 2000, 214(6): 381 - 384.

22. ATHANASIOV P A, MADGE S, KAKIZAKI H, et al. A review of bypass tubes for proximal lacrimal drainage obstruction. Surv Ophthalmol, 2011, 56(3): 252 - 266.

23. MOMBAERTS I, WITTERS E. Jones lacrimal bypass tubes in children and adults. Br J Ophthalmol, 2019, 103(9): 1248 - 1252.

24. DEMIRCI H, Elner V M. Double silicone tube intubation for the management of partial lacrimal system obstruction. Ophthalmology, 2008, 115(2): 383 - 385.

25. NEUHAUS R W. Lacrimal system intubation. Arch Ophthalmol, 1987, 105(12): 1625.

26. KABATA Y, GOTO S, TAKAHASHI G, et al. Vision-related quality of life in patients undergoing silicone tube intubation for lacrimal passage obstructions. Am J Ophthalmol, 2011, 152(1): 147 - 150.

27. PASHBY R C, RATHBUN J E. Silicone tube intubation of the lacrimal drainage system. Arch Ophthalmol, 1979, 97(7): 1318 - 1322.

28. KOHLHAAS M, WIEGMANN L, GASZCZYK M, et al. Lacrimal duct treatment with ring intubation in injuries of the upper and lower eyelids. Ophthalmologe, 2001, 98(8): 743 - 746.

（刘华　整理）

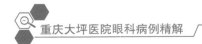

病例 21　眼睑 Merkel 细胞癌

病历摘要

患者 A

【基本信息】

患者，男性，78 岁。

主诉：右眼下睑无痛性包块 6 个月。

现病史：患者 6 个月前发现右眼下睑包块生长，无疼痛，瘙痒，但 6 个月逐渐加重。

【眼科检查】

视力：右眼 1.0，左眼 0.8。右眼下睑外侧可见约 1.2 cm 大小的暗红色包块（图 21 - 1），质硬，边界清，无压痛，表面无破溃。睑结膜面无明显充血，角膜透明，前房清，深度正常，晶状体混浊，眼底检查未见明显异常。

【辅助检查】

术后病理：肿瘤浸润真皮，瘤细胞呈圆形或卵圆形，排列呈岛状、巢状，弥漫性分布，累及肌束（图 21 - 2）；瘤细胞大小一致，细胞质稀少，核大深染，可见脉管癌栓；免疫组化：CD56 阳性、CK20 核旁逗点状阳性，CgA 阳性（图 21 - 3 至图 21 - 5），Syn 阳性，CK 阳性，S-100 阴性，Ki-67（约 30%）；病理诊断：Merkel 细胞癌。

笔记

【诊断】

眼睑 Merkel 细胞癌。

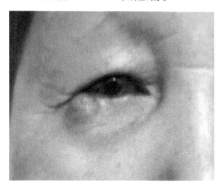

图 21 -1　患者 A 右眼下睑外侧
可见约 1.2 cm 大小的暗红色包块

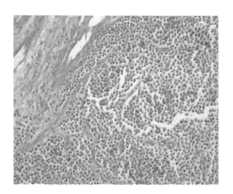

图 21 -2　肿瘤细胞呈圆形、卵圆形，
弥漫性分布，排列呈岛状、巢状，
累及肌束（HE ×100）

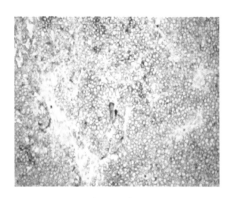

图 21 -3　肿瘤细胞 CD56 呈阳性
（EnVision ×200）

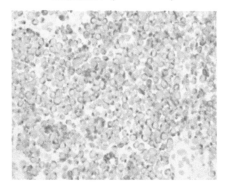

图 21 -4　肿瘤细胞 CK20
呈逗点状表达于核旁
（EnVision ×200）

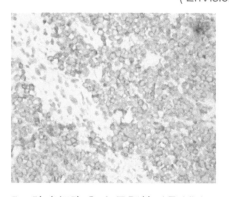

图 21 -5　肿瘤细胞 CgA 呈阳性（EnVision ×200）

【治疗经过】

全身麻醉下行右眼下睑包块切除 + 眼睑缺损全层再造术，术中冰冻切片确认切缘无肿瘤组织。

【随访】

随访患者 7 年，未再复发，无癌生存至今。

患者 B

【基本信息】

患者，男性，79 岁。

主诉：右眼上睑肿物切除术后 3 个月，复发 1 个月。

现病史：患者 3 个月前因"右眼上睑肿物"在外院行右眼上睑肿物切除 + 眼睑缺损整形 + 筋膜组织瓣成形术，术中行冰冻切片检查，切缘未见肿瘤细胞，术后病理提示"神经内分泌肿瘤"，手术后 2 个月右眼上睑部位再次发现包块生长（图 21 - 6）。

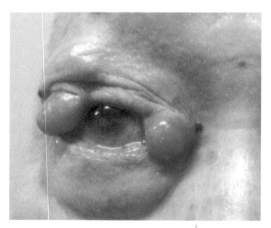

图 21 - 6 患者 B 右眼上睑内外侧均可见
大小约 1 cm 暗红色包块

【眼科检查】

视力：右眼 0.6，左眼 0.8；右眼上睑内外侧均可见大小约

1 cm 暗红色包块，眉弓下可触及约 3 cm 包块，质稍韧，边界不清，无触痛；角膜透明，前房清，深度正常，晶状体混浊；眼底检查未见明显异常。

【辅助检查】

术后病理：瘤体位于表皮下，瘤细胞呈圆形或椭圆形，排列呈岛状、巢状；瘤细胞胞质稀少，嗜酸染色，核大深染，核仁不明显；免疫组化：CK、CK20、Syn、CD56、CgA 均为阳性，Desmin、S-100、HMB45、MelanA、CD117 均为阴性，Ki-67（约 30%）。

【诊断】

眼睑 Merkel 细胞癌。

【治疗经过】

全身麻醉下行右眼睑肿物切除＋眼睑缺损皮瓣修复＋眼睑整形术，手术中沿肿瘤边缘 5 mm 处切除病灶，术中各手术切缘行冰冻切片检查，未见肿瘤细胞。

【随访】

手术后出院，2 个月后到肿瘤科拟行进一步放疗时，发现面部新发肿物，伴颈前淋巴结肿大，并发现右侧腮腺淋巴结及右侧颈前淋巴结肿大，经颈前淋巴结穿刺活检提示 Merkel 细胞癌转移。术后 5 个月，患者去世。

病例分析

病因和流行病学：Merkel 细胞癌（Merkel cell carcinoma，MCC）是一种少见的原发皮肤神经内分泌癌，Toker 在 1972 年首次描述了这种疾病，并根据组织病理学特点将其命名为"皮肤小梁癌"。其原发于眼睑部位更是罕见，容易造成误诊。MCC 病因暂不明确，可能与免疫抑制或紊乱、紫外线照射等原因有关。有研究表明 80% 的 MCC 患者感染了 Merkel 细胞多瘤病毒。此外大量的紫外线照射在体细胞中积累大量的 C > T 和 CC > TT 的替换性突变也是本病发病的重要原因之一。老年患者常表现为皮肤晒伤后的硬化斑块或结节，多发生于面部和四肢。有较高的原发部位复发率及淋巴结转移率。原发 5 年生存率为 51%，如伴有远处转移 5 年生存率则低至 14%。MCC 的总体发病率较低，在美国每年约有 1600 例确诊病例。在淋巴组织增生性恶性肿瘤、实体器官移植和 HIV 感染的患者中发病率更高。发病年龄范围较大，但中位数年龄在 70 岁以上。本病例的 2 例患者均为 70 岁以上老年男性患者，身体无免疫相关及其他肿瘤性疾病，发病年龄与文献报道一致。

临床特点：多数 MCC 病例首发症状是一些难以察觉的无痛性皮肤小结节，通常表现为快速生长、孤立、无症状的病变。在早期病变中很少发现结痂和溃疡。许多结节位于如头、颈和四肢等经常暴露于阳光下的皮肤部位，呈紫红色，坚硬，圆顶状，也可以是多形性的斑块状或皮下肉色结节。非恶性的外观通常导致误诊为囊肿、脂肪瘤或其他良性皮肤病变。大多数病例存在以下 5 种情况中的 3 种及 3 种以上的特征：①无症状结节；②生长迅速；③宿主存在免疫抑制的情况；④年龄超过 50 岁；⑤位于紫外线暴露部位或白皙皮肤上。本病例的 2 例患者除无明显免疫抑制情况外，其他特征均符合。病灶均为眼睑部位，质稍硬，无触痛，生长迅速，皮肤无破溃。

组织病理特点：尽管对 MCC 发病机制的研究很多，但是其癌细胞的起源仍存在争议。肿瘤细胞的形态学和组织学特征与正常的 Merkel 细胞相同。没有证据表明正常的 Merkel 细胞直接进化为肿瘤

笔记

细胞，也没有证据表明该病具有良性或异常发育的前体病变。目前提出的组织来源可能来自真皮或表皮干细胞及前驱 B 细胞的观点尚存在争议。

MCC 确诊需要依靠病理诊断，根据文献总结 MCC 病理有以下特征：巨检多呈孤立性粉红色结节状，边界清楚；光镜下肿瘤位于真皮内，与表皮无连接，肿瘤细胞排列呈弥漫片层状、岛状、巢团状、小梁状或不规则分布；肿瘤细胞比淋巴细胞稍大，大小较一致，裸核状，呈圆形、椭圆形，细胞质稀少，核大、深染，圆形或椭圆形。核膜清楚，少数核膜呈锯齿状。染色质呈颗粒或粉尘状。核分裂象易见。

在本病例中，2 例病变的大体标本及光镜表现均较为典型，免疫组化标记也有特异表现。CK20 是一种低分子角蛋白，通常在胃肠道上皮和一些胃肠道的移行细胞癌中表达，最初被认为是 MCC 的敏感和特异性标记，这使得它可以与其他小细胞癌区分开来。CK20 对 MCC 的染色表现为弥漫性细胞质和核旁点状，敏感性为 95%，后者对 MCC 更有特异性。但是，有研究表明 1/3 的肺小细胞癌 CK20 呈阳性。然而在 33 例肺肿瘤中有 28 例被甲状腺转录因子 -1（thyroid transcription factor-1，TTF-1）染色，在 21 例 MCC 中均无 TTF-1 染色。同时其他研究也证实了 TTF-1 阴性在区分 MCC 和其他小细胞癌中有重要作用。所以 CK20 和神经丝的阳性染色与 TTF-1 阴性一起完成了两种肿瘤之间的区分。除 CK20 外，评估至少一种神经内分泌的分化标志物（如突触素）有助于确认肿瘤的神经内分泌性质，并防止偶尔出现的 CK20 阴性的 MCC 漏诊。嗜铬粒蛋白 A、神经元特异性烯醇化酶和突触素，以及神经标记物 CD56 和突触素在大多数 MCC 病例中呈阳性。所以神经丝、CK-20、CK7

笔记

和 TTF-1 联合染色在区分 MCC 和其组织病理学模拟物方面具有高度的敏感性和特异性。本病例的 2 例患者，CK20 的强点状标记及 CD56、SYN 的阳性表达强烈支持 MCC。对于免疫组化不确定或不典型的肿瘤，也可采用 CAM 5.2、paired box 5、上皮膜抗原、MCV 大 T 抗原及 CD56 染色缩小进行鉴别诊断。

治疗及预后：临床上普遍采用肿瘤扩大切除术及淋巴结清扫术随后联合放化疗治疗。但在临床实践中，具体手术切除范围尚没有统一标准。一般认为，切除边缘距肿物 2 ~ 5 mm，且行组织病理检查，证实切缘已切净的切除范围效果较佳。单纯手术切除后肿瘤易复发和转移，且以淋巴结扩散为主。目前学者多主张积极手术切除，辅助放疗，而综合治疗明显比单纯放疗效果好。

MCC 发生于眼睑部位相对较少见，且肿瘤的扩大再切除的操作方法在眼睑部位所受局限性较大。此次 2 例眼睑 MCC 患者均在显微镜下行肿瘤切除，术中冰冻切片检查确认切缘无肿瘤细胞。

第 1 例为初诊患者，在我院行初次手术完整切除，术后定期随访，未见肿瘤复发。第 2 例为复发患者，初次手术在外院进行，我院为第 2 次手术，两次手术术中冰冻切片检查均确认切缘无肿瘤细胞，两次复发时间均在 2 个月内，第 1 次为眼睑原位复发，第 2 次为同侧面部肿瘤转移和同侧颈前淋巴结扩散，经穿刺活检明确为 MCC。前哨淋巴结作为阻止肿瘤细胞从淋巴结扩散的屏障，它的阴性或阳性对 5 年生存率存在一定影响。有研究表明前哨淋巴结阴性患者 5 年生存率为 84.5% ~ 86.8%，而前哨淋巴结阳性患者的 5 年生存率为 64.6% ~ 82.4%。美国国家综合癌症网络（National Comprehensive Cancer Network，NCCN）根据患者临床表现是否有局部、淋巴结或转移性疾病推荐的最新治疗方法如下：原发病灶伴前哨淋巴结转移者一般行大范围切除，手术切缘一般为 1～2 cm，随后行辅助放射治疗，放疗前尽量缩短患者伤口愈合时间；前哨淋巴结阴性患者，如果原发肿瘤 <1 cm，广泛切除后，如切缘阴性且无高危特征，则不需要辅助治疗。数据显示 105 例原发肿瘤直径 <2 cm 的患者，在单纯手术切除后未行辅助放疗，48 个月的原位和卫星复发率较高危患者低 6%。手术切除后，高危患者应在原发部位接受 50～66 Gy 的辅助放疗。高危特征包括肿瘤 >1 cm、手术切缘阳性或不足、淋巴血管侵犯、位置在头颈部及免疫功能低下。

远处转移患者需行化疗。化疗方案是基于小细胞肺癌方案制订的，以卡铂/顺铂 + 依托泊苷为一线药物。如治疗失败，再给予蒽环类药物、环磷酰胺、长春新碱、博来霉素和 5-氟尿嘧啶的超适应证使用。尽管其对化疗敏感，但是，反应往往不持久，中位无进展生存期约 3 个月。第 2 例患者因已发生同侧面部肿瘤转移，疗效不佳。

近年来，免疫疗法的进步极大地延长了转移性疾病患者的生存期，特别是使用了涉及 PD-1 和 PD-L1 通路的免疫疗法。这些药物现在是治疗转移性 MCC 的标准一线药物。Avelumab 是 PD-L1 的单克隆抗体，于 2017 年 3 月获美国食品和药物管理局（Food and Drug Administration）批准，是首个专门用于转移性 MCC 的系统疗法。国际多中心二期 JAVELIN Merkel 200 试验显示，接受过化疗但化疗失败的患者总缓解率为 32%，完全缓解率为 11%。并且在 1 年的随访后，72% 的对免疫治疗应答者肿瘤无进一步进展。他莫替丁 T-VEC（Talimogene laherparepvec）是美国食品和药物管理局批准的首个溶瘤病毒免疫疗法。它由一种经过基因改造的单纯疱疹 1 型病毒组成，可以选择性地在肿瘤细胞中复制，并表达成粒细胞 - 巨噬

笔记

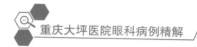

细胞集落刺激因子来激活树突状细胞的抗原呈递。有研究表明局部晚期、手术无法治愈的 MCC 患者不建议采用细胞毒性化疗，可给予肿瘤内注射 TVEC 治疗。肿瘤内的 TVEC 不仅可以使注射结节消退，而且在 6~11 个月内分别阻止了局部和远处新转移病灶发生。患者 A 在最后 1 次注射 TVEC 后达到临床完全缓解，患者 B 在最后 1 次注射 TVEC 后达到部分缓解，且维持分别超过 5 个月和 7 个月。在病毒阴性肿瘤中通常会发现 PI3K/AKT 激活突变，MLN0128 是 mTOR 通路的一个靶点，目前正处于晚期 MCC（NCT02514824）的 Ⅱ 期临床试验中，酪氨酸激酶抑制剂 pazopanib 针对晚期 MCC 的治疗也在进一步研究当中。

病例点评

Merkel 细胞癌（Merkel cell carcinoma，MCC）是一种少见的原发皮肤神经内分泌癌，罕见发于眼睑部位，容易造成误诊。同时，恶性程度较高，容易转移，早期发现、彻底清除、辅助放化疗可以起到积极拯救患者生命的作用。

参考文献

1. TOKER C. Trabecular carcinoma of the skin. Arch Dermatol, 1972, 105(1): 107 - 110.

2. FENG H, SHUDA M, CHANG Y, et al. Clonal integration of a polyomavirus in human Merkel cell carcinoma. Science (New York, NY), 2008, 319 (5866): 1096 - 1100.

3. POPP S, WALTERING S, HERBST C, et al. UV-B-type mutations and chromosomal imbalances indicate common pathways for the development of Merkel and skin squamous cell carcinomas. International Journal of Cancer, 2002, 99 (3):

笔记

352 – 360.

4. COGGSHALL K, TELLO T L, NORTH J P, et al. Merkel cell carcinoma：an update and review. J American Academy of Dermatology, 2018, 78(3)：433 – 442.

5. REBECCA V J J. Why Merkel cell cancer is garnering more attention. JAMA, 2018, 320(1)：18 – 20.

6. TELLO T L, COGGSHALL K, YOM S S, et al. Merkel cell carcinoma：an update and review：current and future therapy. J Am Acad Dermatol, 2018, 78(3)：445 – 54.

7. HEATH M, JAIMES N, LEMOS B, et al. Clinical characteristics of Merkel cell carcinoma at diagnosis in 195 patients：the AEIOU features. Journal of the American Academy of Dermatology, 2008, 58(3)：375 – 381.

8. MOLL I, ZIEGER W, SCHMELZ M J A O D R. Proliferative merkel cells were not detected in human skin. Archives of Dermatological Research, 1996, 288(4)：184 – 187.

9. ZUR HAUSEN A, RENNSPIESS D, WINNEPENNINCKX V, et al. Early B-cell differentiation in Merkel cell carcinomas：clues to cellular ancestry. Cancer Res, 2013, 73(16)：4982 – 4987.

10. MOLL R, LÖWE A, LAUFER J, et al. Cytokeratin 20 in human carcinomas. A new histodiagnostic marker detected by monoclonal antibodies. Am J Pathol, 1992, 140(2)：427 – 447.

11. CHAN J K, SUSTER S, WENIG B M, et al. Cytokeratin 20 immunoreactivity distinguishes Merkel cell (primary cutaneous neuroendocrine) carcinomas and salivary gland small cell carcinomas from small cell carcinomas of various sites. The American Journal of Surgical Pathology, 1997, 21(2)：226 – 234.

12. HANLY A J, ELGART G W, JORDA M, et al. Analysis of thyroid transcription factor- 1 and cytokeratin 20 separates merkel cell carcinoma from small cell carcinoma of lung. Journal of Cutaneous Pathology, 2000, 27(3)：118 – 120.

13. YANG D T, HOLDEN J A, FLORELL S R. CD117, CK20, TTF- 1, and DNA

笔记

topoisomerase II-alpha antigen expression in small cell tumors. Journal of Cutaneous Pathology, 2004, 31(3): 254 – 261.

14. BOBOS M, HYTIROGLOU P, KOSTOPOULOS I, et al. Immunohistochemical distinction between merkel cell carcinoma and small cell carcinoma of the lung. The American Journal of Dermatopathology, 2006, 28(2): 99 – 104.

15. HARMS P W. Update on Merkel cell carcinoma. Clinics in Laboratory Medicine, 2017, 37(3): 485 – 501.

16. FCAPHON D W A. Neural and neuroendocrine tumors. Weedon's Skin Pathology, 2010, 867 – 886.

17. LY T Y, WALSH N M, PASTERNAK S J H P. The spectrum of Merkel cell polyomavirus expression in Merkel cell carcinoma, in a variety of cutaneous neoplasms, and in neuroendocrine carcinomas from different anatomical sites. Hum Pathol, 2012, 43(4): 557 – 566.

18. SIMS J R, GROTZ T E, POCKAJ B A, et al. Sentinel lymph node biopsy in Merkel cell carcinoma: the Mayo clinic experience of 150 patients. Surg Oncol, 2018, 27(1): 11 – 17.

19. BICHAKJIAN C K, THOMAS O, AASI S Z, et al. Merkel cell carcinoma, Version 1. 2018, NCCN Clinical Practice Guidelines in Oncology. Journal of The National Comprehensive Cancer Network, 2018, 16(6): 742 – 774.

20. FROHM M L, GRIFFITH K A, HARMS K L, et al. Recurrence and survival in patients with Merkel cell carcinoma undergoing surgery without adjuvant radiation therapy to the primary site. Jama Dermatol, 2016, 152(9): 1001 – 1007.

21. MILLER N J, BHATIA S, PARVATHANENI U, et al. Emerging and mechanism-based therapies for recurrent or metastatic Merkel cell carcinoma. Curr Treat Options Oncol, 2013, 14(2): 249 – 263.

22. HARRINGTON C, KWAN W. Radiotherapy and conservative surgery in the locoregional management of Merkel cell carcinoma: the British Columbia Cancer Agency Experience. Ann Surg Onwl, 2016, 23(2): 573 – 578.

23. IYER J G, BLOM A, DOUMANI R, et al. Response rates and durability of chemotherapy among 62 patients with metastatic Merkel cell carcinoma. Cancer Medicine, 2016, 5(9): 2294 – 2301.

24. KAUFMAN H L, RUSSELL J, HAMID O, et al. Avelumab in patients with chemotherapy-refractory metastatic Merkel cell carcinoma: a multicentre, single-group, open-label, phase 2 trial. The Lancet Oncology, 2016, 17 (10): 1374 – 1385.

25. KAUFMAN H L, RUSSELL J S, HAMID O, et al. Updated efficacy of avelumab in patients with previously treated metastatic Merkel cell carcinoma after ≥1 year of follow-up: JAVELIN Merkel 200, a phase 2 clinical trial. Journal for Immunotherapy of Cancer, 2018, 6(1): 7.

26. ANDTBACKA R H, KAUFMAN H L, COLLICHIO F, et al. Talimogene laherparepvec improves durable response rate in patients with advanced melanoma. Journal of Clinical Oncology: Official Journal of the American Society of Clinical Oncology, 2015, 33(25): 2780 – 2788.

27. BLACKMON J T, DHAWAN R, VIATOR T M, et al. Talimogene laherparepvec for regionally advanced Merkel cell carcinoma: a report of 2 cases. JAAD Case Rep, 2017, 3(3): 185 – 189.

28. NARDI V, SONG Y, SANTAMARIA-BARRIA J A, et al. Activation of PI3K signaling in Merkel cell carcinoma. Clin Cancer Res, 2012, 18(5): 1227 – 1236.

29. DAVIDS M S, CHARLTON A, NG S S, et al. Response to a novel multitargeted tyrosine kinase inhibitor pazopanib in metastatic Merkel cell carcinoma. Journal of Clinical Oncology: Official Journal of the American Society of Clinical Oncology, 2009, 27(26): e97 – e100.

（王志强　整理）

病例 22　自发性颈动脉海绵窦瘘

病历摘要

【基本信息】

患者，女性，55 岁。

主诉：双眼红 2 月余，左眼视力下降 1 月余。

现病史：患者此前在当地医院就诊，诊断为"双眼结膜炎，双眼慢性闭角型青光眼"，用抗生素滴眼液及降眼压药物治疗后无好转。此后在某眼科医院就诊，诊断为"双眼结膜炎，双眼慢性闭角型青光眼，左眼黄斑水肿"，治疗不详。患者为进一步治疗，遂来我科就诊，我科门诊诊断为"双眼结膜炎，双眼慢性闭角型青光眼，左眼视网膜分支静脉阻塞，左眼黄斑水肿"。给予 3 种降眼压药物及抗生素滴眼液无效，治疗后眼压：右眼 27 mmHg，左眼 34.3 mmHg。给予 4 联降眼压药物治疗后眼压：右眼 23.7 mmHg，左眼 25.1 mmHg。高眼压症状与体征不符，遂收入院进一步检查治疗。患者生命体征平稳，精神、食欲佳，大小便正常。

既往史：高血压 10 年，口服药物控制血压；25 年前因"黄体破裂"行手术治疗。

个人史、家族史：无特殊，否认外伤史。

【眼科检查】

矫正视力：右眼 1.0，左眼 0.15。非接触眼压计测量眼压：右

笔记

眼 25 mmHg，左眼 28.3 mmHg。双眼结膜轻度水肿，结膜血管螺旋状扩张（图 22 - 1），无明显分泌物，角膜透明，前房轴深约 2 CT，周边部 < 1/2 CT，Tyn(-)，瞳孔圆，直径 3 mm，对光反射存在，视乳头边界清晰，色红润，视网膜在位，左眼黄斑中心凹反光消失，散在数个黄白色渗出点（图 22 - 2）。

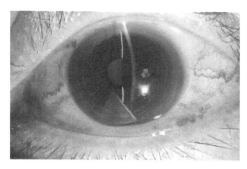

图 22 - 1　结膜血管迂曲扩张伴结膜水肿

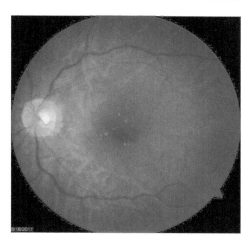

图 22 - 2　左眼颞上黄斑分支静脉迂曲扩张，
黄斑区黄白色点状渗出

　　房角镜检查：静态：右眼窄 4，左眼上方窄 2，下方、鼻侧窄 4，颞侧宽角；动态：右眼 2～5 点位关闭，其余开放，左眼全部开放。

【辅助检查】

　　为了进一步明确病变的性质，完善以下检查。

FFA（图22-3）：左眼视网膜黄斑分支静脉阻塞，黄斑水肿。

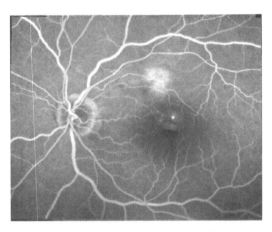

图22-3　FFA造影显示左眼视网膜黄斑分支静脉阻塞，黄斑水肿

OCT：左眼黄斑区及上方视网膜不均匀增厚，黄斑区神经上皮层囊样改变，其间散在中等反射光斑及光点，椭圆体带及嵌合体带不均匀受损，RPE层局限性隆起，视网膜中心凹厚度约306 mm（图22-4）；双眼视神经纤维层厚度：未见异常；视野：双眼视野未见明显异常；UBM：右眼2～5点位关闭，其余钟点房角开放，左眼房角均开放。

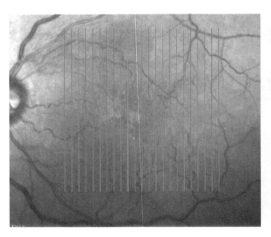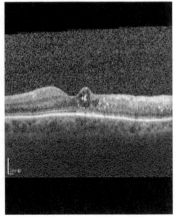

图22-4　OCT显示左眼黄斑区囊样水肿

笔记

B 超：双眼眼上静脉腊肠样扩张（图 22 - 5）；眼眶 CT：双侧眼上静脉增粗（图 22 - 6）。

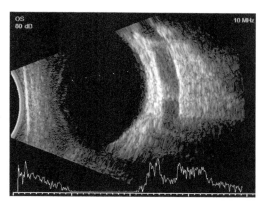

图 22 - 5 B 超显示眼上静脉呈腊肠样扩张

完善相关血检结果：输血前病原学显示乙型肝炎、丙型肝炎抗原，梅毒、HIV 抗体均阴性，血常规、肝肾功能、自身抗体检测结果未见异常。

结合患者结膜血管螺旋状迂曲扩张，结膜水肿，双侧眼上静脉增粗，考虑为双侧颈动脉海绵窦瘘。行 DSA 检查确诊为双侧颈内动脉海绵窦瘘（图 22 - 7）。

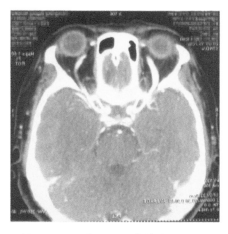

图 22 - 6 CT 显示海绵窦及双侧
眼上静脉扩张，考虑颈动脉
海绵窦瘘，瘘口右侧可能

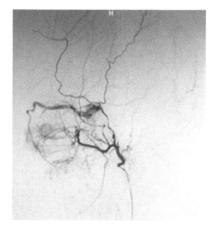

图 22 - 7 DSA 显示右侧颈
动脉海绵窦瘘显影

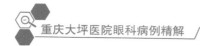
【诊断】

双侧颈动脉海绵窦瘘；双眼继发性高眼压；左眼视网膜分支静脉阻塞；左眼黄斑水肿。

【治疗经过】

转诊至神经外科，在全身麻醉下经静脉入路，行双侧颈动脉海绵窦瘘 DSA＋弹簧圈瘘口栓塞术，成功封堵瘘口（图 22－8）。术后 1 周患者结膜充血血管螺旋状扩张及水肿消失（图 22－9），在未用药情况下，眼压：右眼 13 mmHg，左眼 12.3 mmHg；矫正视力：右眼 1.0，左眼 0.3；B 超显示眼上静脉不再扩张（图 22－10）。建议患者行左眼抗 VEGF 注射治疗黄斑水肿，但患者拒绝。

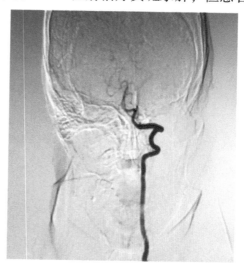

图 22－8　DSA 显示右侧颈动脉海绵窦瘘不再显影

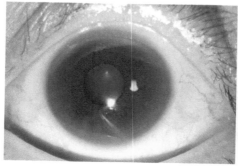

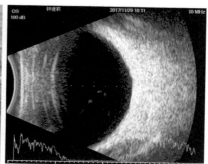

图 22－9　术后结膜血管不再
迁曲扩张，水肿消失

图 22－10　手术后 B 超显示
眼上静脉扩张消失

病例分析

　　颈动脉海绵窦瘘（carotid-carernous fistula，CCF）是海绵窦与颈动脉或其分支之间的异常沟通，发病机制不清，可能与外伤、雌激素和 Ehlers-Danlos 综合征有关。无外伤史者称为自发性 CCF。搏动性突眼、眼红、眼球运动障碍、颅内杂音是 CCF 的典型表现。多数患者合并眼部症状，常首诊于眼科，可能发生误诊。若治疗不及时，可发生颅内出血、鼻出血、颅内压增高等危及生命的并发症。

　　海绵窦主要引流眼上静脉、眼下静脉内血液，同时引流蝶顶窦、皮层静脉、岩上窦及岩下窦内血液。CCF 发生时，海绵窦内压力增高，主要引起眼上静脉、眼下静脉引流障碍，此两条静脉收集眼内和眶内血液，故临床上以眼部及眶部表现最为常见。自发性 CCF 无外伤史，可能跟高血压、动脉粥样硬化、雌激素、硬脑膜或静脉血栓形成等因素相关，以绝经期女性多见。眼内静脉回流障碍可引起结膜水肿，结膜血管呈螺旋状扩张。眶内静脉回流障碍可引起突眼、眼睑肿胀等眶内组织水肿的症状。眼底可表现为视盘水肿、视网膜静脉迂曲扩张，甚至发生视网膜静脉阻塞。静脉压增高可引起上巩膜静脉压升高或睫状肌充血，导致房水回流障碍，引起眼压升高，损伤视神经，部分患者继发房角关闭。长期缺血影响视神经视网膜血供，可导致视力下降，甚至会发生新生血管性青光眼。

　　CCF 时海绵窦内压力升高，压迫其内的颅神经，引起不同的临床表现：眼球运动障碍、上睑下垂、复视、瞳孔大小改变、角膜感觉减退等。展神经解剖位置距海绵窦最近，故临床上 CCF 最常见的

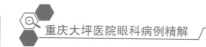

颅神经表现为展神经受累引起外转障碍。

CCF 可有眶部搏动性杂音、头晕头痛、耳鸣、颅内出血等神经系统表现。

有助于诊断该病的检查：B 超可查见眶内增粗的眼上静脉，呈腊肠样外观；CT 及 MRI 可见扩张的眼上静脉及扩张的海绵窦，部分患者可见眼外肌增粗。B 超和 CT、MRI 不能显示瘘口的大小和引流方式。DSA 可明确是否有瘘、瘘的大小及位置、引流方式及颅内供血情况，是诊断 CCF 的金标准，且在 DSA 过程中能同时进行治疗。

该病需与以下疾病相鉴别：①甲状腺相关眼病：表现为眼球突出、眼球运动受限、上睑迟落、下睑退缩、眼睑和球结膜水肿、结膜充血，但无搏动性突眼，B 超、CT、MRI 可鉴别。②眼科动静脉畸形：表现为眼球突出、结膜血管迁曲扩张、眼球运动障碍等静脉回流受阻的症状，行 CT、MRI、DSA 可鉴别。③其他引起眼球运动障碍和眼球突出的疾病：眼眶炎性假瘤、痛性眼肌麻痹、眶内肿瘤等。

该病的治疗原则为封闭瘘口。高流瘘需行手术治疗，以介入手术封闭瘘口为主流，疗效好，并发症发生率低，目前栓塞物有可脱性球囊栓塞、液体栓塞剂、弹簧圈、覆膜支架等，其中经血管放置弹簧圈治疗为最安全有效的治疗方式之一。低流瘘可采取按摩压迫颈动脉的方式，促进形成血栓封闭瘘口，但该治疗方式有一定风险。

临床医生接诊患者时，应仔细鉴别充血与血管回流障碍引起的血管迁曲扩张导致的血红的区别。眼压升高者常诊断为青光眼而忽略原发病，该病继发的高眼压患者采用降眼压药物或抗青光眼手术效果差，需行手术关闭瘘口后才能最终解决高眼压。CCF 表现为眼外肌运动障碍，同时眼部回流障碍表现不明显者，常被误诊为眼外肌麻痹。部分患者因合并眼底改变，被误诊为视神经炎、中心性浆液性脉络膜视网膜病变、视网膜静脉阻塞。

在临床工作中，应仔细排查患者临床表现不寻常之处，避免发生误诊漏诊，尤其要警惕非典型表现的患者。怀疑 CCF 时，可借助 B 超、眼眶 CT、MRI 查看有无眼上静脉增粗、海绵窦增宽。必要时尽早行 DSA 检查，以明确诊断。DSA 检查时可同时行介入治疗，并评估是否有瘘口残留。眼科医生诊断该疾病后，需将患者转诊到神经外科进一步治疗。

病例点评

自发性颈动脉海绵窦瘘临床表现多种多样，因缺少外伤史，容易误诊为结膜炎、青光眼、眼外肌麻痹、眼眶疾病等。如临床遇到治疗效果不好的结膜炎，不明原因的眼外肌麻痹，合并其他体征的青光眼、眼眶疾病等，应考虑该疾病的可能。

部分全身疾病首先表现在眼部，患者首诊眼科，在工作中一定要多注意细节，抓住蛛丝马迹，找出正确诊断，方能药到病除。

参考文献

1. DAS J K, MEDHI J, BHATTACHARYA P, et al. Clinical spectrum of spontaneous carotid-cavernous fistula. Indian J Ophthalmol, 2007, 55(4)：310 - 312.

2. BARROW D L, SPECTOR R H, BRAUN I F, et al. Classification and treatment of spontaneous carotid-cavernous sinus fistulas. J Neurosurg, 1985, 62(2)：248 - 256.

3. KORKMAZER B, KOCAK B, TURECI E, et al. Endovascular treatment of carotid cavernous sinus fistula：a systematic review. World J Radiol, 2013, 5(4)：143 - 155.

4. HENDERSON A D, MILLER N R. Carotid-cavernous fistula: current concepts in aetiology, investigation, and management. Eye (Lond), 2018, 32(2): 164 – 172.

5. MILLER N R. Diagnosis and management of dural carotid-cavernous sinus fistulas. Neurosurg Focus, 2007, 23(5): E13.

6. PIMENTEL M, PAPPATERRA S, BATLLE J. Association of carotid-cavernous fistula with central retinal vein occlusion. Ophthalmology, 2017, 124(4): 576.

7. KHURANA M, ALAM M S, BALEKUDARU S, et al. Intraocular pressure in the eyes of patients with carotid-cavernous fistulas: profile, intereye asymmetry, and treatment outcomes. J Glaucoma, 2019, 28(12): 1074 – 1078.

8. TALKS S J, SALMON J F, ELSTON J S, et al. Cavernous-dural fistula with secondary angle-closure glaucoma. Am J Ophthalmol, 1997, 124(6): 851 – 853.

9. RAZEGHINEJAD R, LIN M M, LEE D, et al. Pathophysiology and management of glaucoma and ocular hypertension related to trauma. Surv Ophthalmol, 2020, 65(5): 530 – 547.

10. GUPTA N, KIKKAWA D O, LEVI L, et al. Severe vision loss and neovascular glaucoma complicating superior ophthalmic vein approach to carotid-cavernous sinus fistula. Am J Ophthalmol, 1997, 124(6): 853 – 855.

11. ALAM M S, JAIN M, MUKHERJEE B, et al. Visual impairment in high flow and low flow carotid cavernous fistula. Sci Rep, 2019, 9(1): 12872.

12. BARKE R M, YOSHIZUMI M O, HELPER R S, et al. Spontaneous dural carotid-cavernous fistula with central retinal vein occlusion and iris neovascularization. Ann Ophthalmol, 1991, 23(1): 11 – 17.

13. PARK S H, PARK K S, KANG D H, et al. Stereotactic radiosurgery for dural carotid cavernous sinus fistulas. World Neurosurg, 2017, 106: 836 – 843.

14. KIRSCH M, HENKES H, LIEBIG T, et al. Endovascular management of dural carotid-cavernous sinus fistulas in 141 patients. Neuroradiology, 2006, 48(7): 486 – 490.

15. MEYERS P M, HALBACH V V, DOWD C F, et al. Dural carotid cavernous fistula:

笔记

definitive endovascular management and long-term follow-up. Am J Ophthalmol, 2002, 134(1): 85 – 92.

16. HE X H, LI W T, PENG W J, et al. Endovascular treatment of posttraumatic carotid-cavernous fistulas and pseudoaneurysms with covered stents. J Neuroimaging, 2014, 24(3): 287 – 291.

17. ALEXANDER M D, HALBACH V V, HALLAM D K, et al. Long-term outcomes of endovascular treatment of indirect carotid cavernous fistulae: superior efficacy, safety, and durability of transvenous coiling over other techniques. Neurosurgery, 2019, 85(1): E94 – E100.

18. RODRIGUES T, WILLINSKY R, AGID R, et al. Management of dural carotid cavernous fistulas: a single-centre experience. Eur Radiol, 2014, 24(12): 3051 – 3058.

19. KIM D J, KIM D I, SUH S H, et al. Results of transvenous embolization of cavernous dural arteriovenous fistula: a single-center experience with emphasis on complications and management. AJNR Am J Neuroradiol, 2006, 27(10): 2078 – 2082.

20. YOSHIDA K, MELAKE M, OISHI H, et al. Transvenous embolization of dural carotid cavernous fistulas: a series of 44 consecutive patients. AJNR Am J Neuroradiol, 2010, 31(4): 651 – 655.

21. LORE F, POLITO E, CERSE A, et al. Carotid cavernous fistula in a patient with Graves' ophthalmopathy. J Clin Endocrinol Metab, 2003, 88(8): 3487 – 3490.

（郝晓莉　整理）

病例 23　双眼眼上静脉血栓伴眼眶脓肿

病历摘要

【基本信息】

患者，男性，55 岁。

主诉： 双眼肿胀伴头痛 10 天。

现病史： 因双眼肿胀伴头痛由神经外科转入我科。10 天前患者因突发双眼肿胀伴头痛前往急诊科就诊。考虑海绵窦瘘遂于神经外科住院治疗，神经外科行脑血管成像，未发现海绵窦瘘，发现左颈段颈动脉瘤，海绵窦、岩下窦、岩上窦、矢状窦、横窦显影较差，考虑血栓。因患者双眼肿胀遂转入我科治疗。

既往史： 无高血压、糖尿病、冠心病等全身系统性疾病。

【眼科检查】

视力：右眼 0.4，左眼 0.3。眼球突出度：右眼 11 mm，左眼 12 mm；眶距 103 mm。右眼下睑可见脓肿形成；上睑皮肤肿胀、皮温升高，皮下可触及波动感。左眼上下眼睑均肿胀、皮温升高，皮下可触及波动感。360°球结膜深红色螺丝状充血、水肿。眼内检查无明显异常。眼压无法测量。

【辅助检查】

眼眶 MRI（图 23 - 1）：①双侧眼眶肌锥内外改变，眶周、额颞部及双侧海绵窦改变，考虑血源性病变，蔓状血管瘤？海绵窦瘘？②双侧颞部改变，建议进一步检查。③双侧蝶窦及乳突炎症。④双眼眼上静脉扩张。

眼球 B 超：双眼玻璃体混浊；双眼颈动脉海绵窦瘘？双眶周肿大待查？眼眶彩超：双侧眼眶内侧混合回声，考虑脓肿形成；双眼上静脉内异常回声，考虑栓子。

血常规：白细胞 15.42×10^9/L，淋巴细胞百分数 3.3%，中性粒细胞百分数 92.4%，中性粒细胞总数 14.25×10^9/L。CRP：156.08 mg/dL。给予双眼眶周脓肿切开排脓，行细菌、真菌涂片及培养。涂片见革兰阴性杆菌。脑脊液检查：细胞总数 0.070×10^9，白细胞计数 0.062×10^9；潘氏试验弱阳性。

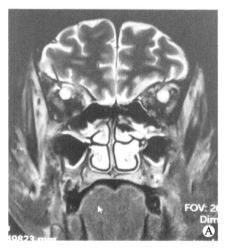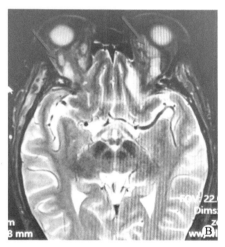

A. 双眼眼上静脉扩张；B. 双眼眶内多个脓腔。

图 23 -1　眼眶 MRI

【诊断】

双眼眼上静脉血栓；双眼眶脓肿；颅内感染；颅内多发静脉窦血栓（海绵窦、岩下窦、岩上窦、矢状窦、横窦）；颈动脉瘤。

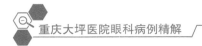
【治疗经过】

给予双眼脓肿切开排脓，随后采用盐酸万古霉素 1 g/12 h、头孢曲松 1 g/12 h、低分子量肝素钠 0.4 mL/12 h，使用 3 周；地塞米松 10 mg/d 使用 2 周后改为 5 mg/d 继续使用 1 周。随后给予头孢曲松 1 g/12 h、低分子量肝素钠 0.4 mL/12 h 继续治疗 2 周。治疗期间每周检测肝肾功能，以便于及时发现是否出现肝肾功能异常。治疗后，患者双眼眼眶脓肿消退。眼球运动正常，双眼视力 1.0，双眼结膜充血（ + ），结膜血管迂曲扩张减轻。余眼部检查正常（图 23 - 2）。转神经外科治疗颈动脉瘤。

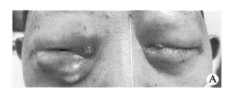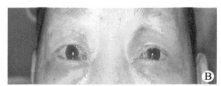

A. 入院时眼部外观；B. 出院时眼部外观。

图 23 - 2 眼科治疗前后

【随访】

眼部疾病随访 1 年，无复发。

病例分析

眼上静脉血栓是一种临床罕见的疾病，双眼眼上静脉血栓则更为罕见。眼上静脉（superior ophthalmic vein，SOV）是眼眶直径最大的静脉通道，是眼眶静脉引流的主要途径。SOV 的前部嵌在球后脂肪中，由结缔组织间隔支撑。处于眶上裂的后部由纤维条索固定。然而在眶后的 SOV 缺少支撑，如果受到如静脉流动方向改变、流出处阻塞、机械压迫或眶内血管系统及脑脊液内流体力学的改变

笔记

等影响，都可能导致扩张和充血。眼上静脉血栓形成（Superior ophthalmic vein thrombosis，SOVT）可能是由败血症或无菌性的血栓引起。SOVT可能表现为类似眼眶蜂窝织炎或海绵窦血栓的症状，或者与眼眶蜂窝织炎及海绵窦血栓形成同时发生。SOVT的症状主要是由静脉充血引起的，包括眼睑肿胀、眼球突出、眼球运动障碍，甚至视力丧失。SOVT的无菌性血栓可由血流改变引起，如接受了眶周或颅底硬脑膜动静脉畸形栓塞术，有报道严重的面部外伤也会导致眼上静脉无菌性栓塞。严重的甲状腺相关性眼病也可以罕见地导致SOVT并发症的出现。有文献报道，系统性红斑狼疮通过血液高凝状态从而引起眼上静脉血栓的形成。抗磷脂综合征和镰状细胞病经激素疗法也可以导致SOVT的发生。无菌性SOVT的其他原因包括Tolosa-Hunt综合征和特发性眼眶炎性疾病。但绝大多数患者无明确病因，我们总结了最近10年文献报道的9例眼上静脉血栓的病因、治疗方法及愈后（表23-1）。

　　因为SOVT可引起眼上静脉扩张，所以需要与可引起眼上静脉扩张的其他疾病相鉴别。眼上静脉扩张的主要机制包括：①眼眶血管流体动力学的改变，包括动静脉瘘引起静脉高压后导致的静脉血液逆流；②静脉流出受损，管腔内阻塞导致充血；③眼眶血管受到肿块或继发于局部炎症变化的外部机械压迫。常见的原因包括脑血管畸形、眼眶动静脉畸形、眼上静脉血栓形成、面部动静脉畸形、海绵窦血栓形成和特发性眼眶炎症。可以通过头颅MRI及颅脑DSA进行鉴别。

　　治疗：主要采用对症支持治疗，目前针对使用抗生素、激素及抗凝治疗的时间并无共识。

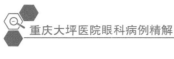

表23-1 9例眼上静脉血栓的病因、治疗方法及愈后

年龄	性别	病因	是否存在海绵窦血栓	眼别	症状	治疗	是否使用抗凝	结果	Details
40	男	原因不明	是	左	眼睑下垂，眼球突出，运动障碍，复视，无视力障碍	抗凝治疗	低分子肝素钠	完全恢复	未发现传染性病原体，血液凝血检查和凝血检查未发现异常
58	女	海绵窦硬脑膜动静脉瘘	否	左	眼球突出，运动障碍，乳头水肿，高眼压症	降眼压药物，瘘管治疗	无	完全恢复	后续扫描：眼上静脉血流正常
56	男	牙齿感染，怀疑眼眶蜂窝织炎（其他医院）	否	左	眼睑肿胀，眼球运动障碍	抗生素、抗凝治疗	低分子肝素钠；辛得隆	完全恢复	患者因疑似眼眶蜂窝织炎被送往我们中心
56	男	原因不明	否	左	眼球突出，眼睑肿胀	抗凝治疗	阿司匹林	眼球突出（23~29 mm）	有 Graves 眼病病史，血液学和凝血检查无异常
45	女	原因不明	否	左	眼球突出，运动能力减退，乳头水肿，视力20/80	抗凝治疗	低分子肝素钠	贝伐珠单抗注射液治疗继发性囊样黄斑水肿，效果良好。视力 20/25	血液学检查和凝血检查未发现异常

笔记

（续）

年龄	性别	病因	是否存在海绵窦血栓	眼别	症状	治疗	是否使用抗凝	结果	Details
79	女	抗凝后复发	否	右	眼睑肿胀、眼球突出、眼球运动障碍、视神经受累、高眼压症、视觉无光感	降眼压药物、抗凝治疗	低分子肝素钠	无光感（右侧）	因心房颤动而使用抗凝治疗的历史。由于内部出血，维生素K可逆转抗凝作用
59	女	海绵窦硬脑膜动静脉瘘	否	右	眼睑肿胀、眼球突出、运动高压、视神经受累、视力20/200	降眼压药物	无	视力20/80，无眼球突出，运动正常	
53	男	蝶窦炎和眼眶蜂窝织炎	是	左	眼睑肿胀、眼球突出、运动障碍、发病时存在视力障碍	抗生素、抗凝治疗、内镜鼻窦手术	低分子肝素钠	完全康复（视力在疾病前后没有改变）	药物滥用史，导致双侧视觉障碍
62	女	硬脑膜动静脉瘘（颈内动脉）	否	左	眼睑肿胀、视神经受累、视力20/80	抗凝治疗。由于解剖结构，不可能栓塞	利伐沙班	贝伐珠单抗注射液治疗继发性囊状黄斑水肿，疗效中等。视力20/50	6个月后的随访扫描：通过SOV的流量正常

笔记

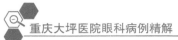
病例点评

眼上静脉血栓是一种目前病因并未完全明确，但是可以通过临床表现及影像学诊断的疾病。眼上静脉血栓的临床表现可以解释为静脉回流受损导致的眼眶充血。患者通常表现为疼痛、球结膜高度水肿、眼睑水肿、眼球突出、眼球运动受限、有或无眼底表现，以及视力受损。发病率较低，临床报道较少。

参考文献

1. NING C, MCNAB A A. Venous anatomy of the orbit. Invest Ophthalmol Vis Sci, 2003, 44(3): 988 – 995.

2. LEVIN M H, MOSS H E, PINELES S L, et al. Orbital congestion complicating treatment of cerebral vascular anomalies. World Neurosurg, 2014, 82(1 – 2): 239, e13 – e17.

3. MISHIMA M, YUMOTO T, HASHIMOTO H, et al. Superior ophthalmic vein thrombosis associated with severe facial trauma: a case report. Journal of Medical Case Reports, 2015, 9: 244.

4. SORRENTINO D, TAUBENSLAG K J, BODILY L M, et al. Superior ophthalmic vein thrombosis: a rare complication of Graves' orbitopathy. Orbit (Amsterdam, Netherlands), 2018, 37(3): 175 – 178.

5. PARK H S, GYE H J, KIM J M, et al. A patient with branch retinal vein occlusion accompanied by superior ophthalmic vein thrombosis due to severe superior ophthalmic vein enlargement in a patient with graves ophthalmopathy. The Journal of Craniofacial Surgery, 2014, 25(4): e322 – e324.

6. BAIDOUN F, ISSA R, ALI R, et al. Acute unilateral blindness from superior ophthalmic vein thrombosis: a rare presentation of nephrotic syndrome from class IV lupus nephritis in the absence of antiphospholipid or anticardiolipin syndrome. Case

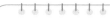

Reports in Hematology, 2015, 2015: 413975.

7. SAMBHAV K, SHAKIR O, CHALAM K V. Bilateral isolated concurrent superior ophthalmic vein thrombosis in systemic lupus erythematosus. International Medical Case Reports Journal, 2015, 8: 181 – 183.

8. DEY M, CHARLES BATES A, MCMILLAN P. Superior ophthalmic vein thrombosis as an initial manifestation of antiphospholipid syndrome. Orbit (Amsterdam, Netherlands), 2013, 32(1): 42 – 44.

9. ADAM C R, SHIELDS C L, GUTMAN J, et al. Dilated superior ophthalmic vein: clinical and radiographic features of 113 cases. Ophthalmic Plastic and Reconstructive Surgery, 2018, 34(1): 68 – 73.

（王志强　整理）

笔记

第六章
斜视及屈光疾病

病例 24　固定性内斜视

病历摘要

【基本信息】

患者，女性，60岁。

主诉：右眼向内偏斜2年余。

现病史：患者2年前无明显诱因发现右眼向内偏斜，不伴有视力下降、眼痛、畏光、流泪等不适。患者为求进一步诊治，遂于我科就诊。患者生命体征平稳，精神可。

笔记

既往史：自幼双眼高度近视，余无特殊。

　　个人史：无特殊。

【眼科检查】

　　戴镜视力：右眼 0.06，左眼 0.15；非接触眼压计测量眼压：右眼 14.2 mmHg，左眼 14.7 mmHg。双眼结膜无充血，角膜透明，KP（−），前房深度正常，Tyn（−），闪辉（−），瞳孔圆，直径约 3 mm，对光反射灵敏，晶状体密度增高，眼底：双眼视乳头色可界清，黄斑中心凹反光可见，视网膜在位，呈高度近视改变，豹纹状眼底。眼位：33 cm 角膜映光：左眼注视另眼 > +45°；遮盖去遮盖：右眼不能固视，左眼注视，右眼 > +45°；交替遮盖：右眼不能固视，左眼注视，右眼 > +45°。三棱镜度数：BO > 140$^\triangle$（33 cm）。眼球运动（图 24 − 1）：右眼固定于内下转位，左眼向内偏斜，向外、上、下运动均受限。眼眶 CT 显示：右眼外直肌脱位（图 24 − 2）。验光：右眼：− 16.50 DS/ − 1.50 D × 160 → 0.08，左眼：− 1.75 DS/ − 2.00 D × 10 → 0.5 + 2。

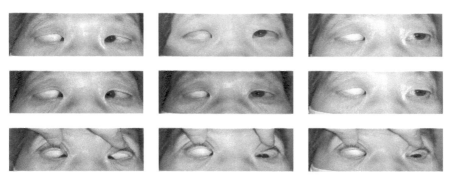

　　右眼固定性内下斜视，高度近视患者，术前九方位照相显示双眼固定于大度数内下斜位，尤其是右眼，各个方向均不能转动。

图 24 − 1　术前九方位照相

【诊断】

　　右眼固定性内斜视；双眼屈光不正；右眼高度近视。

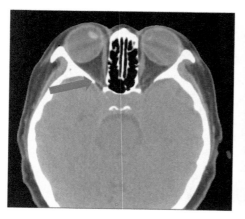
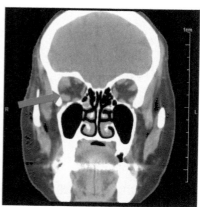

图 24 -2　水平位、冠状位眼眶 CT 红箭头显示右眼外直肌脱位

【治疗经过】

拟行右眼斜视矫正术（右眼 Yokoyama 术 + 右眼内直肌后徙术，图 24 -3 至图 24 -5）。

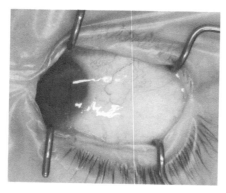
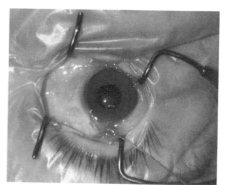
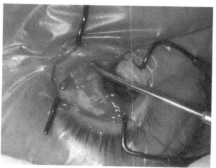
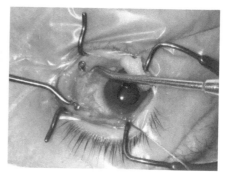

图 24 -3　右眼固定性内下眼位，术中游离内直肌

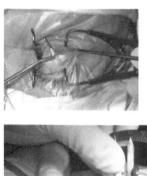
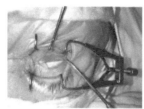
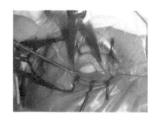
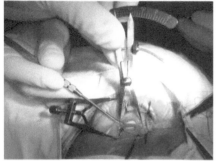
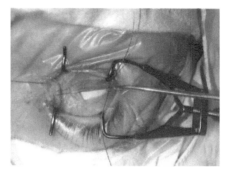

图 24 - 4　行内直肌后徙 6 mm

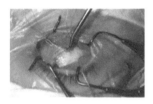
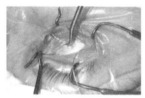
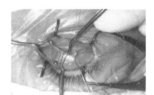
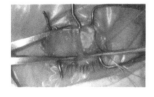
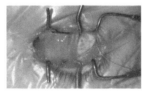

图 24 - 5　分别将外直肌 1/2 与上直肌 1/2 游离、缝合、加固

【随访】

术后第 1 日复查（图 24 - 6），术后 1 周复查（图 24 - 7），水平位眼眶 CT（图 24 - 8），冠状位眼眶 CT（图 24 - 9）。

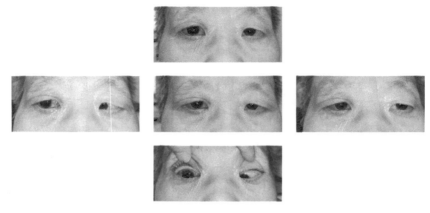

图 24 -6　术后第 1 日双眼眼位基本正位

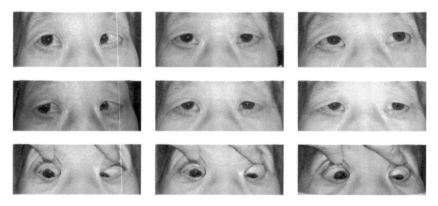

图 24 -7　术后 1 周复查双眼眼位基本正位

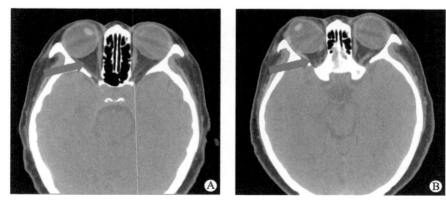

A. 红箭头显示术前右眼外直肌脱位；B. 红箭头显示术后行右眼外直肌加强后基本回到正位。

图 24 -8　水平位眼眶 CT

笔记

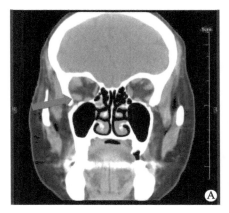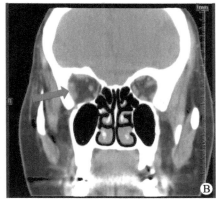

A. 红箭头显示术前右眼外直肌脱位；B. 红箭头显示术后行右眼外直肌加强后基本回到正位。

图 24 - 9 　冠状位眼眶 CT

病例分析

　　高度近视合并固定性内斜视是一种斜视度数逐渐增大、眼球运动受限逐渐加重的特殊类型的限制性斜视，又称"重眼综合征"。重者全部瞳孔或角膜被遮挡，严重影响外观及视功能。

　　固定性斜视通常指一眼或双眼固定于内斜或外斜位，不能向其他方向转动，可以为先天性或后天获得性。过去提到的先天性固定性内（外）斜视，实际上为先天性眼外肌纤维化；后天因素常见原因为外伤导致的展神经麻痹，随时间积累引起内直肌痉挛导致条索状纤维化改变；后天获得性是指高度近视合并固定性内下斜视。近十多年 Yamada 等学者们通过影像学检查证实该病是高度近视患者眼轴延长，外直肌和上直肌之间的肌间膜变薄，眼球后极从变薄弱的肌间膜疝出，使眼球前部向内向下偏斜所致。

　　临床中固定性斜视少见，临床特点常为单眼或双眼固定于内斜或内下斜位，斜视角大，多数 > 45°，外转和上转严重受限，受累眼固定在这一位置，不能运动。被动转动试验证明有极大抵抗力，不能将眼球牵引到外转位。患者有高度近视，眼轴多在 26 mm 以上，常在 40 岁以后发生，病程发展缓慢，多双眼先后发病，斜视角由小变大，运动受限程度亦逐渐加重，首先表现为向外和向上运动受限，最后固定于内斜或内下斜位。

高度近视因视近物清而视远物不清，调节辐辏比例失调，分开幅度小而过度集合，加之长眼轴可能与内直肌和周围组织病变及外直肌走形异常有关，导致外直肌功能弱于内直肌而引起固定性内斜视。开始时内斜度数较小，由于患眼视力差、不能固视，内斜视逐渐加重导致内直肌高度挛缩，形成固定性内斜视。采用的手术方式如下。

（1）水平肌后退加拮抗肌缩短术：属经典术式，此手术方法较为简单，对斜度较小、眼球运动限制较轻的早期固定性内斜视患者有效。但术后效果不好，欠矫率高，随着肌肉纤维化，斜视可复发。

（2）Jensen 直肌联结术：需将肌肉沿肌轴劈开，牵涉到四条肌肉，有造成眼球前段睫状血管循环障碍的危险，且手术步骤相对繁琐。术后可使眼位改善，暴露瞳孔而改善视功能，但仍不能很好地解决眼位及眼球运动问题。术后随访均发现有不同程度的下斜视。

（3）眼眶骨膜瓣矫正固定性内斜视：骨膜瓣制作困难，手术较复杂。

（4）硅胶带外眦眶骨膜悬吊术：材料易得、组织相容性较好、稳定且手术操作简单。

1997 年，Krzioh 的研究发现高度近视性斜视患者的外直肌向颞下方移位，此后研究相继发现高度近视性斜视患者的上直肌向颞上方脱出。关于高度近视固定性内斜视肌肉移位和眼球脱出的原因，除眼轴增长外，还与肌肉 pulley 结构破裂有关，有研究通过眼眶影像学检查发现高度近视合并固定性内斜视患者，其外直肌和上直肌之间本应存在 pulley 结缔组织的部位被颞上方脱出的眼球占据，pulley 结构发生断裂。因此，pulley 带组织的断裂是破坏外直肌和上直肌稳定性，导致肌肉移位和眼球颞上方脱出的重要原因。

　　Yokoyama 根据高度近视性固定性内斜视眼外肌走行改变的特点，采用 Jensen 肌肉联结的办法，用不可吸收缝线在赤道部联结加固，使上直肌和外直肌接近肌腹处形成肌肉弹弓，重建物理性眼肌平面，通过将增长的眼球推回肌锥来达到手术矫正眼位的目的。但该术式如若再联合内直肌后徙则有眼前节缺血的风险。国内有学者在经典 Yokoyama 手术基础上，做出了改良：将上直肌的颞侧 1/2 和外直肌上 1/2 肌腹于肌止点后 12～14 mm 处用 5-0 不可吸收缝线联结，联合内直肌后徙，取得了良好的手术效果。也有学者将上直肌、外直肌全肌腹用硅胶袖套联结联合内直肌后徙。建议术前行眼眶 CT 检查，如发现患者上直肌和外直肌发生移位，同时牵拉试验提示内直肌有不同程度的挛缩者，可采用改良式 Yokoyama 术，但需要注意的是，由于此种手术方式为非定量手术，因此需要在术中调整环扎条的松紧度和内直肌的后徙量来达到眼位矫正效果。

　　本病应与以下疾病相鉴别。

　　（1）Duane 综合征：3 大特征为外转受限、眼球后退及睑裂缩小，EMG 检查在眼球内外转时均可有放电现象，内斜程度多小于或等于固定性内斜视且被动运动轻度受限。而固定性斜视则无睑裂缩小和眼球后退，EMG 检查在眼球内转时无放电或仅有微弱放电，内斜程度较大且牵拉试验呈强阳性。

　　（2）眼外肌广泛纤维化综合征：固定性斜视本属眼外肌纤维化，只是发展程度和累及肌肉的数量不同，固定性水平斜视一般无垂直运动受限，固定性垂直斜视一般无水平运动受限，但若同时伴

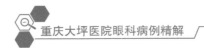

有其他肌肉纤维化则不易鉴别。眼外肌广泛纤维化为多条眼外肌受累，同时伴有上睑下垂、眼球固定在下方位置，双眼均不能转动，可有明显的代偿头位，术中可见多条眼外肌纤维化。

（3）痉挛性斜视：原发性神经肌肉痉挛引起的斜视很少见，只在破伤风、神经官能症等情况下偶然见到。临床上遇到的眼外肌痉挛绝大多数是继发于某些眼外肌的功能不足，与固定性斜视的鉴别点为向受累肌肉内注射利多卡因后，该肌肉是否因被麻痹而松弛。注射后牵拉眼球向对侧转动，如为痉挛性者，无明显抗力，而固定性斜视抗力不减。

（4）Moebius 综合征：为双侧先天性第Ⅵ对和第Ⅶ对脑神经麻痹，眼球水平运动受限而垂直运动尚好，无肌肉挛缩现象。病因可能为脑干神经核发育不全，有时累及第Ⅲ对脑神经。

🏥 病例点评

固定性内斜视是比较特殊的一类斜视，在诊治过程中一定要注意观察眼球运动和有无高度近视病史。

固定性内斜视要注意进行眼眶 CT 的检查，可以从眼眶 CT 中观察到眼外肌位置、粗细的改变。

固定性内斜视现在多采用改良的斜视矫正术即改良 Yokoyama 术，临床中斜视矫正效果较好。

参考文献

1. KRZIZOK T H, SCHROEDER B U. Measurement of recti eye muscle paths by magnetic resonance imaging in highly myopic and normal subjects. Investigative Ophthalmology & Visual Science, 1999, 40(11): 2554 - 2560.

2. AKIZAWA Y, YASUZUMI K, IDA M. The posterior portion of the eyeball and the

笔记

muscle cone in cases of high myopia. Nippon Ganka Gakkai Zasshi, 2004, 108(1)：12 – 17.

3. 钱学翰, 赵堪兴, 李云生, 等. Pulley 与经典眼外肌相关结缔组织解剖结构关系的研究. 解剖学研究, 2004, 26(3)：195 – 198.

4. RUTAR T, DEMER J L. "Heavy Eye" syndrome in the absence of high myopia：a connective tissue degeneration in elderly strabismic patients. Journal of American Association for Pediatric Ophthalmology and Strabismus, 2009, 13(1)：36 – 44.

5. 韦严, 亢晓丽. Yokoyama 手术治疗高度近视眼限制性下斜视的研究进展. 中华眼科杂志, 2014, 50(7)：547 – 549.

6. SHENOY B H, SACHDEVA V, KEKUNNAYA R. Silicone band loop myopexy in the treatment of myopic strabismus fixus：surgical outcome of a novel modification. Journal of American Association for Pediatric Ophthalmology & Strabismus, 2013, 17(1)：36 – 40.

7. 孔令媛, 杜兴亚, 徐爱真, 等. 高度近视合并固定性内斜视的特征及病因分析. 中国斜视与小儿眼科杂志, 1995, 3(2)：64 – 66.

8. HUGONNIER R, MAGNARD P. Oculomotor disequilibrium observed in cases of severe myopia. Annales Doculistique, 1969, 202(7)：713 – 724.

9. 梁玲玲, 幸正茂. 改良的 Yokoyama 术治疗重眼综合征的临床分析. 江西医药, 2016, 51(11)：1250 – 1251, 1254.

10. 覃苏祯. 改良的 Yokoyama 术治疗高度近视眼固定性内斜视的疗效分析. 南宁：广西医科大学, 2017.

11. 高拥军, 杜娟, 孙积存, 等. 后天性固定性内斜视 1 例. 国际眼科杂志, 2004(6)：1162.

12. 陈静, 封利霞. 高度近视合并固定性内斜视的手术治疗探讨. 中国斜视与小儿眼科杂志, 2011, 19(4)：156 – 158.

13. 张越, 崔丽红, 田晓丹. 改良 Yokoyama 术治疗高度近视固定性内斜视的临床观察. 中国继续医学教育, 2020, 12(16)：133 – 135.

（耿钊　整理）

病例 25　地形图引导个性化飞秒激光近视手术

病历摘要

【基本信息】

患者，女性，27 岁。

主诉： 双眼近视要求行近视矫正手术。

现病史： 2021 年 9 月 11 日患者因摘镜需要，要求行近视矫正手术于我科就诊。患者生命体征平稳，精神可。无明确近视矫正手术禁忌证。

既往史： 间断佩戴框架眼镜及软性角膜接触镜 7 年，停戴软性角膜接触镜 21 天。右眼配镜度数 −3.75 DS，左眼配镜度数 −4.00 DS。自觉配镜后视远较清楚，近 3 年度数变化不明显。余无特殊。

个人史： 无特殊。

【眼科检查】

双眼外眼未见明显异常，结膜无充血，角膜透明、角膜周边未见明显血管翳，前房清，深度可，虹膜纹理清，瞳孔圆，直径约 3 mm，对光反射灵敏，晶状体透明，玻璃体轻度混浊，眼底视乳头色可界清，C/D = 0.3，黄斑中心凹反光存在，视网膜未见明显异常。

【辅助检查】

眼科基本检查如表 25 - 1 所示，患者无明显异常。术前 Pentacam 角膜地形图（图 25 - 1）：其中图 25 - 1D、图 25 - 1F 提示左眼角膜前表面屈光度陡峭轴上下不对称。

表 25 - 1　眼科检查

眼科检查	右眼（主视眼）	左眼
裸眼视力（远）	0.05	0.03
散瞳验光	$-3.25 \, DS/-1.00 \, DC \times 5 = 0.8$	$-4.00 \, DS/-1.00 \, DC \times 180 = 0.8$
小瞳复光	$-4.25 \, DS/-1.00 \, DC \times 5 \rightarrow 0.8$	$-4.50 \, DS/-1.00 \, DC \times 180 \rightarrow 0.8$
Kappa 角（μm）	x + 50，y + 120	x + 10，y + 180
角膜直径（mm）	11.7	11.6
瞳孔直径（mm）	3.54	3.50
中央角膜厚度(um)	513	520
眼轴长度（mm）	25.20	25.11
眼压（mmHg）	15.0	16.3

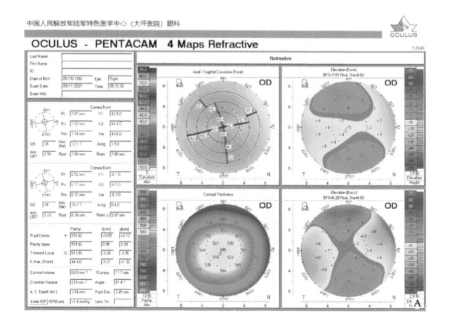

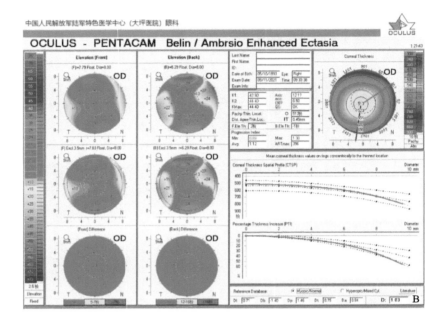

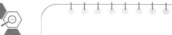

中国人民解放军陆军特色医学中心（大坪医院）眼科

OCULUS - PENTACAM　4 Maps Refractive

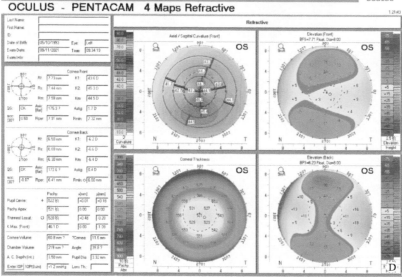

中国人民解放军陆军特色医学中心（大坪医院）眼科

OCULUS - PENTACAM　Belin / Ambrsio Enhanced Ectasia

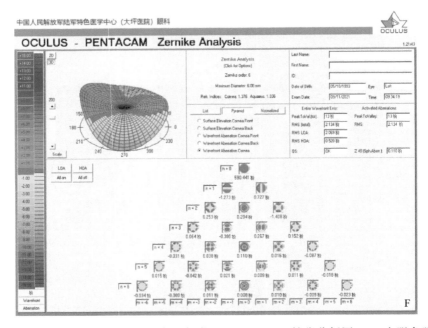

A. 右眼角膜四联图；B. 右眼角膜 Belin/Ambrosio 扩张分析图；C. 右眼角膜 Zernike 像差图；D. 左眼角膜四联图，左眼角膜前表面轴向曲率可见陡峭轴方向角膜屈光度上下不对称，下方屈光度明显高于上方；E. 左眼角膜 Belin/Ambrosio 扩张分析图；F. 左眼角膜 Zernike 像差图，Zernike 像差分析显示 C7（垂直慧差）－0.380 较大，可考虑左眼行地形图引导个性化屈光矫正手术。

图 25－1　双眼 Pentacam 角膜地形图结果

【诊断】

双眼屈光不正。

【治疗经过】

患者术前角膜地形图提示左眼角膜前表面陡峭轴上下方屈光度不对称，垂直慧差较大，检查排除圆锥角膜后，选择行角膜地形图引导的个性化角膜消融术（topography-guided oustom ablation treatment，TCAT）。这种手术能维持角膜的非球面形态并且消除角膜前表面的不规则慧差。术前使用 Topolyzer VARIO 拍摄 7～10 张角膜地形图，图片用于治疗设计。拍摄高质量图片要求患者角膜状态良好，需排除泪膜显著不完整及角膜病变，最佳拍摄时间为眨眼后 2～6 s，以防止泪膜破裂影响准确性。图片采集需数据量充分，

6.5 mm 及 5.5 mm 光区范围内四个象限数据采集量需达 90% 及以上，且需对比检查结果的可重复性，排除离群值，直到选出至少 8 张重复性良好的图片用于规划治疗。根据测量数据选择治疗方案，本例患者选用 FDA 法，利用 Wavelight 辅助系统，根据验光数据和角膜地形图数据，计算治疗量（图 25 - 2）。随后进行飞秒激光辅助制瓣准分子原位角膜磨镶术（femtosecond laser assisted-laser in-situ keratomileusis，FS-LASIK）治疗。手术后常规给予抗炎、抗感染及人工泪液点术眼治疗。

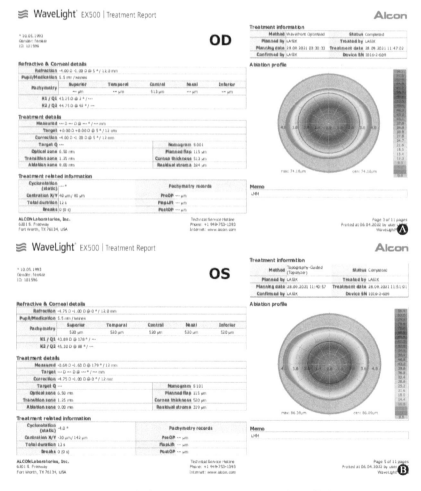

图 25 - 2　术中 Wavelight 取图根据患者角膜地形图
计算治疗参数

【随访】

手术后第 1 日复查。视力：右眼 1.0，左眼 1.0；眼压：右眼 12.3 mmHg，左眼 14.2 mmHg；左眼验光：球镜 0，柱镜 0。复查角膜地形图（图 25 - 3）。

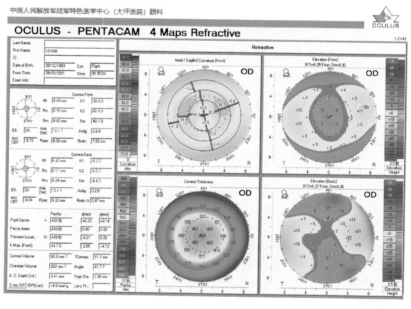

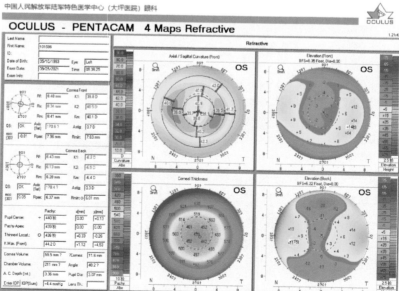

图 25 -3　手术后双眼角膜地形图显示双眼角膜前表面形态对称

病例分析

　　屈光不正是指眼的屈光能力和眼轴长度不相匹配，平行光束沿着光轴投射到生理正常状态、未使用调节功能的静息眼，经眼屈光系统折射后不能聚焦于视网膜上，而在其前或后方成像。屈光不正是引起视力障碍的主要原因之一，其类型主要包括近视、远视和散光3类。

　　矫正或治疗屈光不正的方法目前主要分3种：框架眼镜、角膜接触镜和屈光手术。其中屈光手术按部位又可分为角膜屈光手术、眼内屈光手术和巩膜屈光手术。随着近视眼在我国发病率逐年增高及各种治疗技术不断进步，激光性角膜屈光手术成为摘镜的重要方式之一，目前主要包括以下几种。①板层角膜屈光手术：小切口角膜透镜取出术（small incision lenticule extraction，SMILE）、飞秒激光辅助制瓣准分子激光原位角膜磨镶术（femtosecond laser assisted-laser in-situ keratomileusis，FS-LASIK）；②表层角膜屈光手术：经上皮准分子激光角膜切削术（trans-epithelial photorefractive keratectomy，TPRK）、准分子激光上皮下角膜磨镶术（laser-assisted subepithelial keratomileusis，LASEK）、准分子激光角膜切削术（photorefractive keratectomy，PRK）。准分子激光原位角膜磨镶术（LASIK）作为常用的角膜屈光手术方式之一，其手术后视力恢复快且安全性和有效性高。

　　飞秒激光具有高度精确性，利用它可以制作更薄、更均匀的角膜瓣，因此利用飞秒激光制瓣的 LASIK 迅速流行。研究证明，LASIK 手术可以对低阶像差（lower-order aberrations，LOAs）进行安全、有效地矫正。角膜屈光手术部分患者术后可能产生视物重

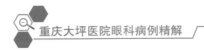

影、眩光及暗视力下降等视觉问题，这主要是术眼的高阶像差增高所致。

为了提升术后视觉质量并减少术后球差和慧差的发生，可选择多种个性化引导下的切削模式，如波前像差优化（wavefront-optimized，WFO）、波前像差引导（wavefront-guided，WG）、角膜地形图引导等切削模式。相对于波前像差引导，角膜地形图引导并非考虑全眼像差，而是更多地关注到人眼角膜形态，通过对人眼角膜进行多次重复采集图形进而获得角膜表面较真实的影像数据。地形图检测由于其自身特点，可以获得较波前像差检测更大的范围，同时可以有效涵盖周边角膜。并且，因检测过程中仅涉及角膜，故不受瞳孔大小、调节、晶状体状况等因素影响。但当患者眼的高阶像差过大时，仅关注角膜像差对患者术后视觉质量的提升是远远不够的。随着人们对生活质量的追求不断提高，针对不同患者的眼部情况设计的个性化角膜屈光手术逐步发展。所以，在行 T-CAT 手术前，根据患者验光及角膜地形图等检查数据进行个性化手术设计，可以更好地提升患者术后的视觉质量。

本例采用角膜地形图引导模式，TG 切削模式以角膜形态为基础，通过多次角膜地形图检查，筛选出重复性好的图片，将其导入准分子激光设备 EX-500 内，计算出符合患者的个性化治疗方案，进行不等量切削，同时通过术中对 Kappa 角和眼球旋转的调整，减少了偏心切削和因眼球旋转导致的散光矫正误差，使得患者角膜前表面在术后形态更规则，从而改善术后视觉质量。

但角膜屈光手术术前检查时需警惕鉴别圆锥角膜，尤其是存在不对称散光的角膜。圆锥角膜的特征主要是角膜向前突出，即形态学改变。随着科技的发展，筛查圆锥角膜的方式多种多样。目前"CP 联合"的方式，即角膜生物力学分析 Corvis + 眼前节测量评估系统 Pentacam，对圆锥角膜的筛查具有高敏感性和特异性，如本例患者，在排除圆锥角膜后，行角膜地形图引导下飞秒激光近视手术，从而达到摘镜需求。

病例点评

随着我国近视患者的摘镜需求及对良好生活质量需求的增加，近视矫正手术在应用中日益发展及更新，角膜屈光手术步入个性化屈光手术时代，根据患者具体情况选择最合适的手术方式。

角膜地形图检查发现角膜曲率不对称时，需警惕与圆锥角膜相鉴别，本例在排除后方行近视矫正手术。

参考文献

1. 赵堪兴，杨培增. 眼科学. 8 版. 北京：人民卫生出版社，2013：242-263.

2. VERHOEVEN V J, WONG K T, BUITENDIJK G H, et al. Visual consequences of refractive errors in the general population. Ophthalmology, 2015, 122(1)：101-109.

3. 张耀花. 飞秒激光角膜屈光手术生物力学效应研究进展. 中华实验眼科杂志，2020, 38(6)：534-538.

4. 钟志伟，廖爱平，赵柳宁. 飞秒激光辅助 LASIK 不同厚度角膜瓣在矫正高度近视患者的临床对比研究. 临床眼科杂志，2020, 28(4)：319-322.

5. ANG R E, CRUZ E M, PISIG A U, et al. Safety and effectiveness of the SUPRACOR presbyopic LASIK algorithm on hyperopic patients. Eye Vis (Lond), 2016, 3：33.

6. SUGAR A, RAPUANO C J, CULBERTSON W W, et al. Laser in situ keratomileusis for myopia and astigmatism：safety and efficacy：a report by the American Academy of Ophthalmology. Ophthalmology, 2002, 109(1)：175-187.

7. 刘莛，曹开伟，余婷，等. 角膜地形图引导的准分子激光手术与全飞秒激光微透镜取出术矫正不对称角膜散光的疗效观察. 中华眼视光学与视觉科学杂志，

2019(10): 759 – 768.

8. ISSA A, AL HASSANY U. Femtosecond laser flap parameters and visual outcomes in laser in situ keratomileusis. Journal of Cataract and Refractive Surgery, 2011, 37 (4): 665 – 674.

9. CHALITA M R, CHAVALA S, XU M, et al. Wavefront analysis in post-LASIK eyes and its correlation with visual symptoms, refraction, and topography. Ophthalmology, 2004, 111(3): 447 – 453.

10. STULTING R D, FANT B S, GROUP T C S, et al. Results of topography-guided laser in situ keratomileusis custom ablation treatment with a refractive excimer laser. Journal of Cataract and Refractive Surgery, 2016, 42(1): 11 – 18.

（谭珺　整理）

笔记

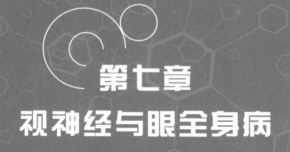

第七章
视神经与眼全身病

病例 26　视神经脊髓炎相关性视神经炎

病历摘要

【基本信息】

患者，女性，27 岁。

主诉：左眼视力下降伴眼球转动痛 3 周。

现病史：患者 3 周前无明显诱因出现左眼视力下降伴眼球转动痛，1 周前在当地医院就诊，双眼矫正视力 1.0，眼前节及眼底检查未见明显异常，未进行治疗。此后视力持续下降，遂来我科就

笔记

诊。2 周前因中耳炎口服药物治疗。患者生命体征平稳，精神、食欲佳，大小便正常。

既往史：患者 12 年前因车祸致右侧髋骨处骨裂，慢性胃炎、支气管炎 2 年。

个人史、家族史：无特殊，否认手术史。

【眼科检查】

裸眼视力：右眼 1.0，左眼 FC/BE。眼压：右眼 11.3 mmHg，左眼 10.5 mmHg。双眼结膜无充血，角膜透明，前房清，瞳孔圆，右眼瞳孔直径 3 mm，对光反射灵敏，左眼瞳孔直径 4 mm，RAPD（＋）。右眼视乳头边界清，色红润，视网膜在位，血管走行正常。左眼视乳头边界不清且充血，视网膜在位，血管走行正常。

【辅助检查】

视野：右眼视野未见明显异常（图 26 - 1）。VEP：右眼 P100 波潜伏期及振幅正常；左眼 P100 波潜伏期延迟，振幅降低（图 26 - 2）。

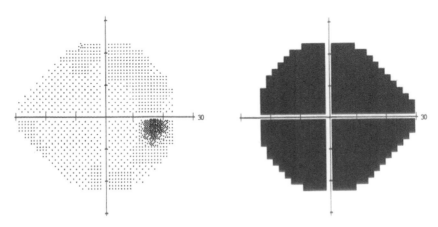

图 26 - 1　视野检查

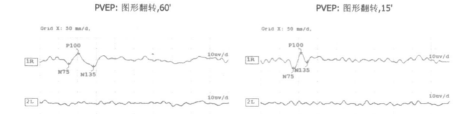

视神经 P100 波潜伏期及振幅正常；左眼 P100 波潜伏期延迟，振幅降低。

图 26 - 2　VEP

颅脑 MRI：未见明显异常。

OCT：左眼视乳头神经纤维层水肿（图 26 - 3），黄斑鼻侧及视乳头神经上皮层高度隆起（图 26 - 4）。

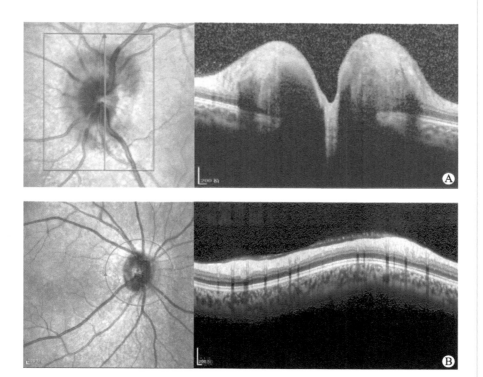

A. 左眼视盘水肿，神经上皮层高度隆起；B. 右眼视乳头神经纤维层未见明显水肿。

图 26 - 3　OCT 检查

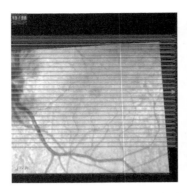
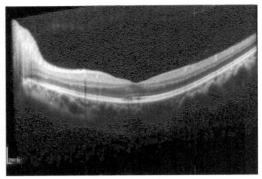

图 26 - 4　左眼视盘水肿，黄斑鼻侧及视乳头神经上皮层高度隆起

眼眶 MRI：左眼视神经形态、信号改变，考虑炎性改变（图 26 - 5）。

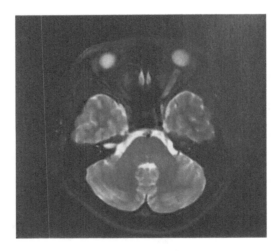

图 26 - 5　眼眶 MRI

FFA：左眼视盘水肿待查。

完善相关血检：输血前病原学全套均阴性，血常规、CRP、肝肾功能、自身免疫全套、TORCH、HLA-B27 相关抗体、血沉检测结果均未见异常。

结合患者视力急剧下降、眼球转动痛、VEP 异常、MRI 显示视神经改变，诊断为左眼视神经炎、双眼屈光不正。入院后，给予 1 g 甲强龙冲击 5 天治疗，同时口服甲钴胺及银杏叶片。完善血清水通道蛋白抗体检查：AQP4 抗体（＋）1∶10（图 26-6）。

中枢神经系统脱髓鞘疾病检测			
AQP4 抗体	CBA法	**阳性(+)1:10**	阴性（-）
抗MOG 抗体	CBA法	阴性（-）	阴性（-）
抗MBP 抗体	CBA法	阴性（-）	阴性（-）

图 26-6 患者血清水通道蛋白抗体检查

【诊断】

左眼视神经脊髓炎相关性视神经炎；双眼屈光不正。

【治疗经过】

给予 1 g 甲强龙冲击治疗 5 天，同时口服甲钴胺及银杏叶片治疗。患者甲强龙冲击治疗效果不佳，建议加用免疫球蛋白及免疫抑制剂治疗。患者及家属对治疗效果不满意，要求出院，前往北京某医院进一步治疗。患者进行了血浆置换、免疫球蛋白治疗，加用免疫抑制剂吗替麦考酚酯、鼠神经生长因子、银杏叶提取物及甲钴胺注射液后缓解。此后患者左眼视力提升至数指/20 cm。

【随访】

随访 3 年，患者右眼视力 1.0，左眼视力光感，查体见左眼瞳孔对光反射消失，视神经苍白萎缩，目前患者右眼未受累，且未出现脊髓炎病变表现。

病例分析

视神经脊髓炎包括复发性或双侧视神经炎和纵向延伸横贯性脊髓炎，是复发性脱髓鞘病变。在亚洲人群中较多发性硬化引起的视神经炎多见。眼部主要表现为球后视神经炎，少部分出现视乳头炎症表现，全身可出现脊髓病变所致的运动障碍。抗水通道蛋

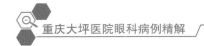

白4（AQP4）抗体是该病的特异性抗体。该病起病急，病情重，致残率高，预后不佳。

视神经脊髓炎相关性视神经炎好发于女性，在未经治疗的情况下，复发率为80%~90%，致残率约50%，容易合并其他自身免疫性疾病。最早在1844年意大利医生 Pescetto 就对视神经炎伴脊髓炎的临床表现进行了描述，1894年 Devic 在医学研讨会上报告了该类病例，此后学界将这两个部位的炎性脱髓鞘病变统称为视神经脊髓炎或 Devic 病。在 AQP4 抗体发现之前，视神经脊髓炎是根据临床表现来定义的。在 AQP4 抗体发现之后，诊断标准中加入了 AQP4 抗体阳性这一条。除 AQP4-IgG 外，髓鞘少突胶质细胞糖蛋白抗体（MOG-IgG）也与该疾病相关。

2015年国际视神经脊髓炎组织将视神经脊髓炎和视神经脊髓炎相关的中枢神经系统疾病统称为视神经脊髓炎谱系疾病（neuromyelitis optica spectrum disorders，NMOSD）。将 NMOSD 诊断分为 AQP4-IgG 阳性和 AQP4-IgG 阴性两类，核心临床症状分为视神经炎、急性脊髓炎、最后区综合征（其他原因不能解释的呃逆或恶心和呕吐）、急性脑干综合征、症状性发作性睡病或急性间脑临床综合征6项。

与 AQP4-IgG 阳性患者相比，MOG-IgG 阳性患者发病年龄更早，男性多见，视神经炎较脊髓炎多见，多为单相病程，对糖皮质激素敏感，整体预后较好。但目前 MOG-IgG 疾病表现出超出视神经脊髓炎谱系疾病范围的特点，越来越多的研究发现，MOG-IgG 与多种脱髓鞘疾病相关，成为研究的热点。该病需与以下疾病相鉴别。

（1）视盘水肿：该病早期视力可正常，出现一过性黑蒙后视力开始下降。视乳头充血水肿隆起超过3D，周围视网膜水肿，可伴出血，由于静脉回流受阻可出现视网膜静脉血管迂曲扩张。视野表

笔记

现为生理盲点扩大，晚期出现周边视野向心性缩小。可与视神经炎鉴别。

（2）急性前部缺血性视神经病变：表现为视力突然减退，视乳头部分或全部水肿，边缘可见出血，视网膜动静脉正常。视野表现为与生理盲点相连的象限性水平或垂直性半侧缺损。可与视神经炎鉴别。

（3）埋藏型视乳头玻璃膜疣：表现为视力正常或一过性的视物模糊。视乳头呈不规则样隆起，部分边缘伴少许出血。视野表现为生理盲点扩大，有时出现与生理盲点相连的弓形或扇形暗点。且长时间随访均无明显变化。故可鉴别。

视神经脊髓炎的治疗目的为控制急性炎症和预防复发，分为急性期治疗和缓解期治疗。急性期以糖皮质激素和血浆置换为主，目的为减轻急性炎症，改善预后。使用甲强龙 1 g 冲击治疗 5 日，再按 1 mg/kg 泼尼松口服并逐渐减量，口服激素至少维持 4~6 个月。减量过程中如病情加重，则减量速度应更慢，并与免疫抑制剂连用。甲强龙冲击治疗无效者，可给予血浆置换（隔日 1 次，共 5~7 次）改善急性期患者视力。同时可选用大剂量免疫球蛋白或免疫吸附治疗。免疫球蛋白治疗剂量为 0.4 g/（kg·d），连用 5 日为 1 个疗程。

缓解期以免疫抑制剂和生物制剂为主，目的是预防和减少复发。目前的一线用药为硫唑嘌呤、吗替麦考酚酯和利妥昔单克隆抗体等。

由于免疫抑制剂及生物制剂会降低机体免疫功能，在用药前及用药后需要定期监测患者的血常规、肝肾功能、肺部 CT，如出现并发症，需及时请相应科室协助诊治。

既往研究显示，血浆置换后完全缓解的可能性与临床疾病的严

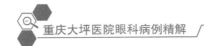

重程度和血浆置换的时机相关，疾病发作时立即进行血浆置换达到临床完全缓解的概率为50%；发作20天后进行血浆置换，临床完全缓解的可能性降至1%～2%。本例患者在疾病急性期给予甲强龙冲击治疗效果差，应及时给予免疫球蛋白或血浆置换治疗。但患者转院延误了治疗时机，故患者左眼虽然治疗后有所缓解，但最终效果不佳。

🏥 病例点评

视神经脊髓炎相关性视神经炎起病急，预后差，易复发，致盲率高。诊断后应尽早进行甲强龙冲击治疗，若甲强龙冲击治疗无效，应尽早进行血浆置换或免疫吸附治疗。双眼发病的重症患者，应尽早进行血浆置换或免疫吸附治疗。同时可考虑行免疫球蛋白治疗。缓解期应尽早使用免疫抑制剂。硫唑嘌呤和吗替麦考酚酯可作为一线免疫抑制治疗方案，也可选择利妥昔单克隆抗体作为缓解期一线治疗方案。

参考文献

1. 李静，刘家伶，林永忠. 水通道蛋白4抗体阳性视神经脊髓炎谱系疾病的发病机制研究进展. 中华神经医学杂志，2021，20(4)：422－426.

2. 黄德晖，吴卫平，胡学强. 中国视神经脊髓炎谱系疾病诊断与治疗指南(2021版). 中国神经免疫学和神经病学杂志，2021，28(6)：423－436.

3. 冯凯，张星虎，许贤豪. 视神经脊髓炎研究发展史. 中国现代神经疾病杂志，2014，14(9)：744－750.

4. 鲁芊铄，罗晶晶，高枫. 视神经脊髓炎谱系疾病相关抗体研究现状. 中国神经免疫学和神经病学杂志，2020，27(3)：234－238.

5. 宋宏鲁，徐全刚，魏世辉. 视神经脊髓炎谱系疾病相关性视神经炎的治疗研究进展. 中华眼科杂志, 2020, 56 (7): 539 - 543.

6. 魏世辉, 宋宏鲁. 增强对视神经脊髓炎相关性视神经炎的认识, 提高早期正确诊断及治疗水平. 中华眼底病杂志, 2019, 35 (3): 215 - 218.

7. 付俊霞, 魏世辉. 单克隆抗体在治疗视神经脊髓炎谱系疾病中的临床应用进展. 中华眼底病杂志, 2021, 37 (3): 240 - 244.

8. 中华医学会眼科学分会神经眼科学组, 兰州大学循证医学中心/世界卫生组织指南实施与知识转化合作中心. 中国脱髓鞘性视神经炎诊断和治疗循证指南 (2021 年). 中华眼科杂志, 2021, 57 (3): 171 - 186.

9. 刘春新, 余波光, 胡学强, 等. 免疫吸附在视神经脊髓炎谱系疾病急性期的治疗进展. 中国神经免疫学和神经病学杂志, 2020, 27 (5): 390 - 393.

（郝晓莉　整理）

病例 27　眼部非霍奇金淋巴瘤所致伪装综合征

病历摘要

【基本信息】

患者, 男性, 53 岁。

主诉: 右眼视物变形伴视物模糊 2 个月。

现病史: 患者无诱因出现右眼视物变形, 视物模糊, 无眼红、眼胀、眼痛, 休息后无缓解, 当地医院诊断为"右眼葡萄膜炎", 给予眼药水点眼（具体不详）, 无缓解。2017 年 1 月 17 日入我院。

既往史：否认既往类似发作史，否认风湿病、自身免疫性疾病、青光眼等病史。

个人史：无特殊。

【眼科检查】

右眼矫正视力 0.02，角膜水肿混浊，中央偏鼻侧数个圆形斑翳，前房 Tyn(＋)，浮游细胞(＋)，虹膜纹理模糊，瞳孔约 4 mm，对光反射迟钝，晶状体混浊，玻璃体轻度混浊。眼底：视盘水肿，边缘模糊，少许片状出血，3～9 点位视网膜灰色隆起，未查见裂孔，视网膜脱离随体位无明显变化。左眼矫正视力 0.2，角膜中央及下方数个圆形斑翳，前房 Tyn(－)，虹膜纹理清晰，瞳孔 3 mm，对光反射灵敏，晶状体混浊，玻璃体轻度混浊。眼底：视乳头色红润、边界清晰，C/D 0.3。眼压：右眼 13.9 mmHg，左眼 18.5 mmHg。

【辅助检查】

眼底照相（图 27－1）：右眼视盘水肿，边缘模糊，少许片状出血，3～9 点位视网膜灰色隆起。右眼 B 超（图 27－2）：右眼视网膜脱离，右眼球壁增厚，右眼玻璃体混浊。FFA（图 27－3）：早期，眼底散在出血遮蔽荧光，视网膜静脉迂曲扩张。视乳头边界欠清，表面及边缘可见出血遮蔽荧光。黄斑区被部分遮挡，拱环结构欠清。后期视乳头荧光增强渗漏、边界扩大、边缘欠清，出血持续遮蔽荧光，视乳头周围及后极部视网膜荧光着染。下方视网膜浅脱离。ICGA（图 27－4）：早期视乳头及其周围大范围弱荧光、边界欠清。后期视乳头荧光增强、边界欠清，其周围不规则的弱荧光，黄斑区结构欠清，下半侧眼底大范围弱荧光。下方视网膜浅脱离。

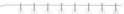

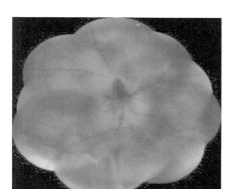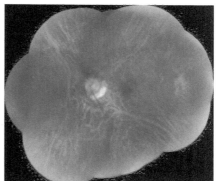

图 27 - 1　眼底照相

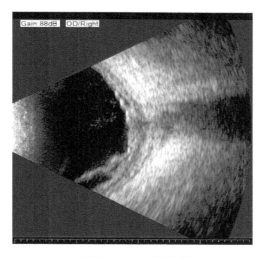

图 27 - 2　右眼 B 超

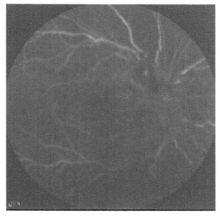

0 : 14'　　　　　　　　　　　　　　　　0 : 30'

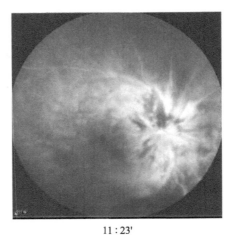

11 : 23'

图 27 - 3　FFA

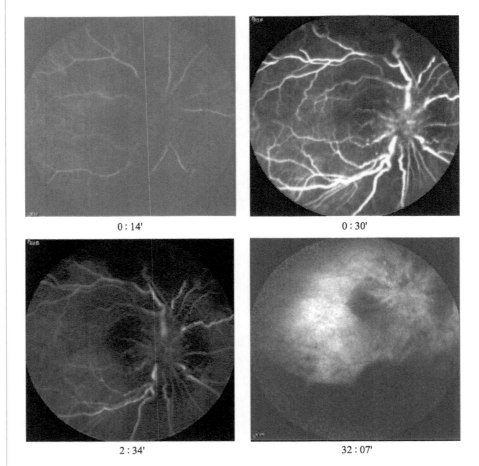

0 : 14'　　　　　　　　　　　0 : 30'

2 : 34'　　　　　　　　　　　32 : 07'

图 27 - 4　ICGA

【诊断】

右眼葡萄膜炎；右眼渗出性视网膜脱离；双眼角膜斑翳；双眼白内障；双眼屈光不正。

【治疗经过】

为明确病因，查单纯疱疹病毒 IgM（±），红细胞 4.21×10^{12}/L↓，乳酸脱氢酶 384.5 U/L↑，D-二聚体 260.73 μg/L↑。结核抗体、自身抗体、C 反应蛋白、类风湿因子、PPD、风疹病毒 IgG、单纯疱疹病毒 IgG、巨细胞病毒 IgG、细胞因子、肿瘤相关检查、输血前病原学检查（HIV、乙型肝炎、丙型肝炎、梅毒）、血清肿瘤标志物、免疫球蛋白 IgG/IgA/IgM、补体 C3/C4 均为阴性。拟进行眼眶头颅 MRI 增强、眼内液细胞因子、炎性因子等检查，患者拒绝，要求出院。

2017 年 2 月 8 日门诊复诊，患者诉右眼胀痛，视力进一步下降。查体：右眼视力光感，光定位不准确，混合性充血，结膜水肿（+），角膜混浊水肿，前房下方积脓 2 mm，Tyn（++），浮游细胞（++），虹膜 7 点位后粘连，瞳孔不规则药物性散大，晶状体混浊，玻璃体混浊，浮游细胞（+++），眼底隐约见视网膜隆起于晶状体后。左眼查体同前次入院。眼压：右眼 15.5 mmHg，左眼 16.5 mmHg。行眼前节照相、B 超、眼内液和 MRI 检查（图 27-5 至图 27-8）。

分析病情：患者视力减退、疼痛；B 超显示眼球壁增厚；MRI 显示球后异常信号影等 T1、长 T2 信号，考虑炎性病变。研究表明，在 B 细胞来源的 PIOL（原发性眼内淋巴瘤）中，眼内液 IL-10/IL-6 >1 时提示 PIOL，而此患者 IL-10/IL-6 <1，因此不考虑 PIOL，考虑可能为后巩膜炎所致的眼眶炎症改变及葡萄膜炎，合并视网膜脱离、环形脉络膜脱离。给予甲强龙冲击治疗 1 g/d 3 日、0.5 g/d 3 日，局部给予糖皮质激素点眼及散瞳治疗。患者右眼炎症

反应明显减轻。右眼视力 0.02，结膜充血（＋），角膜透明，前房积脓消失，Tyn(＋)，浮游细胞(－)，晶状体混浊，玻璃体轻度混浊，视乳头充血水肿，边界不清，黄斑上方小片出血，下方视网膜脱离（图27－9）。改口服醋酸泼尼松片 60 mg，带药出院。出院前查眼前节照相及 B 超（图27－10、图27－11）。

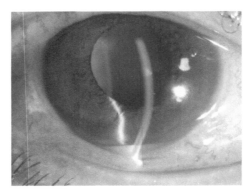

右眼混合性充血，结膜水肿（＋），角膜混浊水肿，前房下方积脓 2 mm，Tyn(＋＋)，浮游细胞(＋＋)，虹膜7点位后粘连，瞳孔不规则药物性散大，晶状体混浊，玻璃体混浊，浮游细胞(＋＋＋)，眼底隐约见视网膜隆起于晶状体后。

图 27 －5　眼前节照相

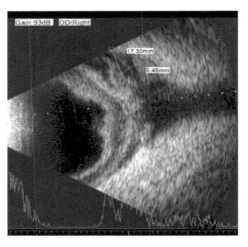

右眼玻璃体内较多点片状、絮状回声，球壁回声弥漫性增宽，眶内探及大小约17.30 mm×5.45 mm 不规则低回声区，边界不清，其内回声不均匀，累及视神经，眼外肌回声明显增宽，球后脂肪回声不清。

图 27 －6　B 超检查

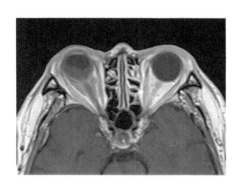

序号	检测项目	序号	检测项目	序号	检测项目
1	大肠埃希菌	2	铜绿假单胞菌	3	金黄色葡萄球菌
4	肺炎克雷伯菌	5	酿脓链球菌	6	表皮葡萄球菌
7	鲍曼不动杆菌	8	屎肠球菌	9	粪肠球菌
10	结核分枝杆菌复合群	11	白色念珠菌	12	烟曲霉菌
13	弓形虫	14	梅毒螺旋体	15	伯氏疏螺旋体
16	钩端螺旋体	17	巨细胞病毒	18	EB病毒
19	水痘带状疱疹病毒	20	单纯疱疹病毒I型	21	单纯疱疹病毒II型

阳性项：

序号	检测项目	结果	单位	参考区间
1	IL-6	70005 5	pg/mL	1 0~50 0
2	IL-10	24 7	pg/mL	0~5 0

A. 未查见阳性病原；B. 炎症因子浓度明显升高，IL-10/IL-6 < 1。

图 27－7 眼内液检查

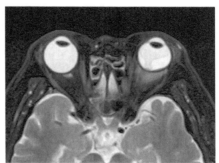

双侧视神经形态、大小、信号未见明显异常。右眼肌锥内视神经眶内段起始部周围斑片状等 T1、长 T2 信号影，范围 1.5 cm × 1.8 cm，压脂呈高信号，增强检查较明显，均匀强化。右眼球后方肌锥内异常信号影，考虑炎性病变。

图 27－8 眼眶 MRI

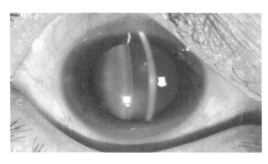

右眼充血明显减轻，结膜水肿消退，角膜透明，前房积脓消失，Tyn(+)，瞳孔药物性散大。

图 27－9 眼前节照相检查

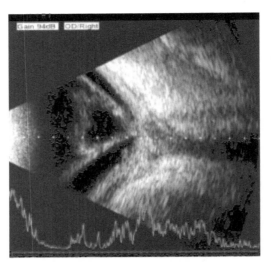

图 27-10　B 超检查显示视网膜脱离无改善

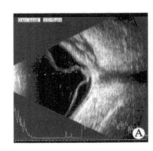 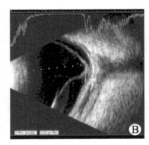 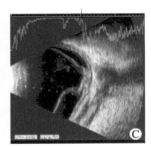

A. 3 月 2 日检查；B. 3 月 7 日检查；C. 3 月 15 日检查。

图 27-11　视网膜脱离未见改善

2017 年 3 月 24 日，患者因右眼肿痛突出、视力进一步下降再次入院。查体：右眼视力 HM/10 cm，上下睑略肿胀，睁眼受限，眼球突出固定，各方位转动不能，结膜充血水肿（++），角膜水肿混浊，大量尘状 KP，前房下方积脓 1 mm，房水混浊，浮游细胞（+++），虹膜纹理不清，7 点位后粘连，瞳孔 4.5 mm，对光反射迟钝，晶状体混浊，玻璃体絮状混浊，视网膜色淡，下方灰白色隆起，黄斑中心凹反光消失，左眼同前。眼压：右眼 26.0 mmHg，左眼 17.3 mmHg。行眼前节照相、眼底照相、B 超、MRI、眼眶彩超检查（图 27-12 至图 27-16）。

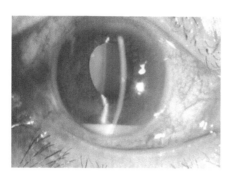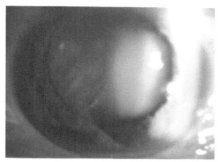

右眼混合性充血(++),结膜水肿(++),角膜水肿混浊,大量尘状 KP,前房下方积脓 1 mm,房水混浊,浮游细胞(+++),虹膜纹理不清,7 点位后粘连,瞳孔 4.5 mm,对光反射迟钝,晶状体混浊。

图 27 -12　眼前节照相

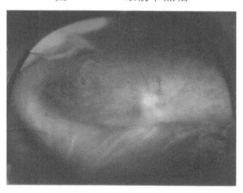

玻璃体絮状混浊,视网膜色淡,下方灰白色隆起,黄斑中心凹反光消失。

图 27 -13　眼底照相

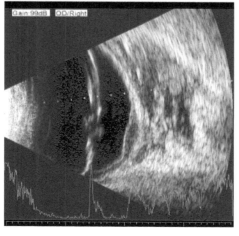

右眼视网膜脱离,右眼玻璃体混浊后脱离,右眼脉络膜增厚,右眼球后不规则回声。

图 27 -14　B 超检查

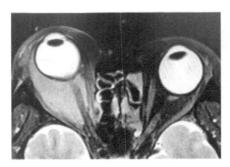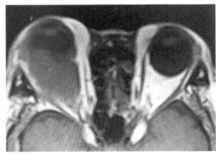

图 27 –15　MRI 检查显示眶内肿物明显增大

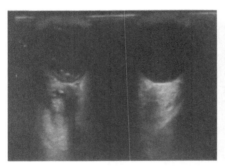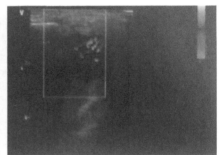

图 27 –16　眼眶彩超显示眶内肿物血流丰富

眼内液检测：IL-10/IL-6 >1，提示原发性眼内淋巴瘤或其他部位淋巴瘤转移至眼内。分析病情，眼眶淋巴瘤的 MRI 与炎性假瘤、反应性淋巴结增生等难以鉴别。本例患者激素治疗有效，很快反跳，考虑眶内淋巴瘤可能性大。

2017 年 3 月 27 日，在全身麻醉下行右眼前路开眶探查 + 肿瘤切除活检术，术中见肿瘤淡红色鱼肉状，边界不清，与周围组织粘连紧密。术后病理（图 27 –17、图 27 –18）：右眼眶非霍奇金淋巴瘤（高级别 B 细胞淋巴瘤）。免疫组化：EBER（ – ），CD3（ – ），CD20（ + ），CD5（ – ），PAX- 5（ + ），CD21（ + ），Ki- 67（80% ），Bcl-2（80% ），CD10（ + ），MUM1（ + ），C-myc（80% ），LCA（ + ），CD30（ – ），CD38（ + ），TdT（灶 + ），Kappa（ – ），Lambda（ – ）。

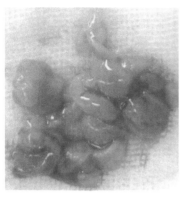

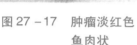

图 27 –17　肿瘤淡红色
鱼肉状

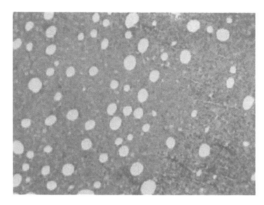

图 27 –18　右眼眶非霍奇金淋巴瘤病理
（高级别 B 细胞淋巴瘤）

　　转入血液科治疗。PET-CT：右眼眶后壁团块状软组织密度影，FDG 代谢异常增高，符合淋巴瘤表现。肝右前叶下端结节状 FDG 代谢增高，左侧筛窦及双侧上颌窦、双侧上颌骨后牙槽旁软组织增厚，下颌骨及双侧肱骨骨质密度改变，纵隔内多发淋巴结肿大，左侧精囊腺旁结节状软组织密度影，FDG 代谢异常增高，考虑淋巴瘤浸润。

　　至此，诊断明确：①非霍奇金淋巴瘤（高级别 B 细胞淋巴瘤Ⅳ期 B 组）；②右眼眶淋巴瘤；③右眼内淋巴瘤；④右眼伪装综合征。查 FISH：C-myc（ + ），Bcl-2、Bcl-6 融合基因（ – ）。给予 EPOCH 方案化疗，化疗后右眼症状明显减轻，视网膜脱离复位（图 27 –19、图 27 –20）。

　　2017 年 7 月 19 日，因患者右眼疼痛难忍，行右眼球摘除 + 眶内肿瘤切除 + 眼眶减压术。

【随访】

　　手术后继续血液科治疗。2018 年患者病逝。

251

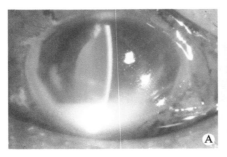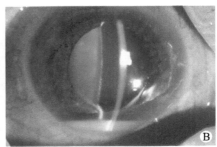

A. 化疗前右眼混合性充血（+++），结膜水肿（++），角膜混浊水肿，大量尘状 KP，前房积脓约 3 mm，虹膜表面白色脓苔，瞳孔不规则散大，晶状体混浊，玻璃体混浊；B. 化疗后充血水肿明显消退，角膜透明，KP 消失，虹膜脓苔消退，瞳孔散大，晶状体混浊，玻璃体混浊减轻。

图 27 –19　化疗前后情况

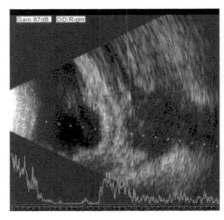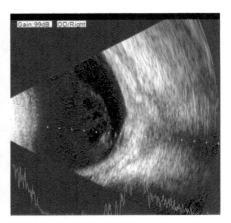

化疗前视网膜增厚皱褶脱离，玻璃体混浊明显。化疗后视网膜增厚皱褶明显减轻，视网膜脱离复位，玻璃体混浊明显减轻。

图 27 –20　EPOCH 方案化疗前后

病例分析

伪装综合征是一类由眼内原发或转移的恶性肿瘤、视网膜脱离等疾病引起的类似葡萄膜炎临床表现的疾病。可有前房积脓、前房闪辉、虹膜结节、虹膜后粘连、玻璃体混浊、视网膜下或眶内肿块。此类患者往往呈进行性加重，对糖皮质激素无反应或不敏感。

临床上，伪装综合征可分为眼内恶性肿瘤所致、恶性肿瘤眼内转移所致、退行性病变所致、视网膜脱离所致、眼缺血综合征所致等几类，常见的疾病列举见表27－1。

表27－1　伪装综合征的类型

疾病	好发人群	貌似葡萄膜炎的类型或表现
视网膜母细胞瘤	15岁以下	前葡萄膜炎、前房积脓、假性前房积脓、虹膜表面大的结节、中间葡萄膜炎、后葡萄膜炎
白血病	15岁以下	前葡萄膜炎、前房积脓、中间葡萄膜炎、后葡萄膜炎
幼年型黄色肉芽肿	15岁以下	前葡萄膜炎
葡萄膜恶性黑色素瘤	50岁以上	前葡萄膜炎、虹膜肿块、虹膜新生血管、后葡萄膜炎
眼内淋巴瘤	老年人	后葡萄膜炎、玻璃体炎、全葡萄膜炎
视网膜脱离	任何年龄	前房闪辉、炎症细胞、玻璃体混浊和玻璃体细胞
色素播散综合征	任何年龄	前房细胞、前房色素沉积
剥脱综合征	老年人	KP、前房细胞、前房色素沉积
眼缺血综合征	50岁以上	前葡萄膜炎、后葡萄膜炎

（来自杨倍增：葡萄膜炎诊断与治疗）

本例患者为眼部非霍奇金淋巴瘤所致的伪装综合征，起病隐匿，以葡萄膜炎、渗出性视网膜脱离为临床表现。虽然诊治过程中曾怀疑与眼内淋巴瘤有关，但辅助检查不支持诊断。随着病情进展，激素治疗后迅速反跳，并眶内瘤体增大才确诊。

霍奇金淋巴瘤较少影响眼部，通常见于疾病晚期。眼部受非霍奇金淋巴瘤影响较多见。患者以眼痛、眼红、眼胀、视物模糊等主诉就诊，查体可见前房积脓或积血，玻璃体积脓或积血，视网膜出血、渗出、水肿，视网膜血管炎，视网膜多发类圆形黄白色圆顶病灶等。部分患者伴有神经系统症状（如头痛、癫痫等），严重者出现意识障碍。还有些患者伴有结膜炎或巩膜炎的表现。恶性淋巴瘤早期对糖皮质激素敏感，可能出现好转，故容易出现漏诊。对于葡萄膜炎伴随以上症状体征的患者，应警惕恶性肿瘤的可能，必要时行全身检查排除。

📋 病例点评

伪装综合征是少见病的少见表现，其起病隐匿，原发病灶常不易发现，或在眼部病变后才出现，因此极易漏诊或误诊。

对于病情反复、发展迅速而严重的葡萄膜炎患者，即使没有眼部肿瘤典型表现和全身其他器官症状，仍应考虑到眼部恶性肿瘤的可能，并积极寻找病因。

可疑眼部恶性肿瘤的患者，即使有时检查倾向于排除恶性肿瘤的诊断，仍应行进一步的检查以明确诊断。

参考文献

1. OHTA K, SANO K, IMAI H, et al. Cytokine and molecular analyses of intraocular lymphoma. Ocul Immunol Inflamm, 2009, 17(3): 142 – 147.

2. WOLF L A, REED G F, BUGGAGE R R, et al. Vitreous cytokine levels. Ophthalmology, 2003, 110(8): 1671 – 1672.

3. 肖婷婷, 缪振忠, 李玉生, 等. 霍奇金淋巴瘤并发眼部伪装综合征一例. 中华眼底病杂志, 2019, 35(2): 194 – 195.

4. 杨敏, 颜建华. 伪装综合征 14 例临床诊治分析. 中国实用眼科杂志, 2012, 30(8): 994 – 997.

5. PENG M Y, KERSTEN R C. The masquerade syndrome. JAMA Ophthalmol, 2017, 135(2): 161 – 162.

笔记

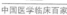

6. BIEWALD E, RATING P, BECHRAKIS N E, et al. Uveitis-masquerade-syndrome：leitsymptome und krankheitsbilder［Uveitis masquerade syndrome：typical symptoms and presentations］. Klin Monbl Augenheilkd, 2020, 237(5)：614 – 620.

7. MARTINO F, GELMI M C, GALLUZZI P, et al. Orbital pseudocellulitis：a retinoblastoma-associated masquerade syndrome. Ocul Oncol Pathol, 2020, 6(6)：430 – 437.

8. MACEDO S S, TEIXEIRA M, CORREIA A, et al. Ocular melanoma presenting as masquerade syndrome. Eur J Case Rep Intern Med, 2019, 6(7)：001118.

9. BROWNSTEIN S, CODERE F, JACKSON W B. Masquerade syndrome. Ophthalmology, 1980, 87(3)：259 – 262.

10. AUW-HÄDRICH C, MITTELVIEFHAUS H. Periocular masquerade syndrome：a case. Klin Monbl Augenheilkd, 2018, 235(7)：789 – 791.

11. MUÑOZ REYES MC, ROMERO REQUENA J M, PIÑA ALCÁNTARA Y G, et al. Masquerade syndrome：an eye problem as a manifestation of a more sinister disease. Arch Soc Esp Oftalmol (Engl Ed), 2019, 94(1)：50 – 52.

12. WAIBEL S, PILLUNAT K, PILLUNAT L. Iridal color changing in ocular masquerade syndrome. Ophthalmologe, 2018, 115(6)：517 – 520.

13. GUEX-CROSIER Y. Uveitis masquerade syndrome and orbital lymphoma：two challenging diagnosis. Klin Monbl Augenheilkd, 2014, 231(4)：303.

14. GANGAPUTRA S, KODATI S, KIM M, et al. Multimodal imaging in masquerade syndromes. Ocul Immunol Inflamm, 2017, 25(2)：160 – 168.

15. KUBICKA-TRZASKA A, ROMANOWSKA-DIXON B. Malignant uveitis masquerade syndromes. Klin Oczna, 2008, 110(4 – 6)：199 – 202.

16. HSU Y R, WANG L U, CHEN F T, et al. Clinical manifestations and implications of nonneoplastic uveitis masquerade syndrome. Am J Ophthalmol, 2022, 238：75 – 85.

（刘华　整理）

第八章
眼外伤

病例 28　陈旧性前房异物

病历摘要

【基本信息】

患者，男性，30 岁。

主诉： 左眼溅入异物 1 天。

现病史： 患者就诊前 1 天于装修工作中，异物溅入左眼，异物具体性质不详，否认异物感、视力下降、眼红眼痛等不适。

既往史： 患者职业为装修工人，诉既往经常有装修材料溅入双眼，但因无视力下降、异物感、眼红等不适，均未进行诊治；右眼自幼视力差，原因不详，未诊治。

个人史： 无特殊。

【裸眼视力】

裸眼视力：右眼 0.06（矫正无助），左眼 1.0。眼压：右眼 18.4 mmHg，左眼 10.6 mmHg。左眼结膜充血，角膜中央鼻侧可见斜行角膜裂口已闭合（图 28 - 1A），前房深度正常，闪辉（＋），鼻侧角膜裂口处对应虹膜可见机化膜包裹异物形成的白色团状物，晶状体混浊，表面可见色素颗粒（图 28 - 1B），小瞳下眼底视乳头色淡红、界清，后极部视网膜在位。右眼结膜无充血，角膜透明，前房深度正常，瞳孔圆，对光反射灵敏，晶状体透明，小瞳下眼底视乳头色淡红、界清，后极部视网膜在位。

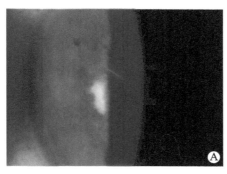

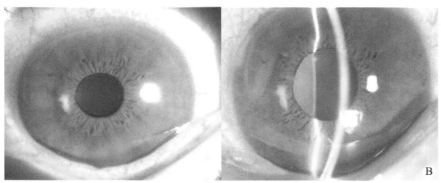

A. 角膜中央鼻侧可见斜行角膜裂口已闭合；B. 鼻侧角膜裂口处对应虹膜可见机化膜包裹异物形成的白色团状物，晶状体混浊。

图 28 - 1 眼前节情况

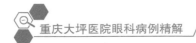

【辅助检查】

眼部 B 超：双眼玻璃体轻度混浊，未见明显异物、积血等（图28-2）。眼眶 CT：左眼前节高密度影，提示细小金属异物（图28-3）。

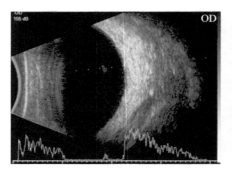
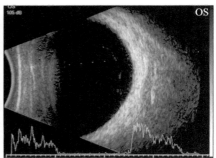

图 28-2　眼部 B 超显示双眼玻璃体轻度混浊

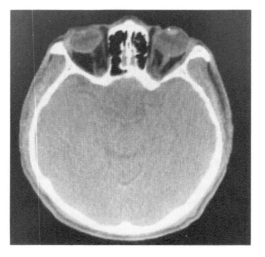

图 28-3　眼眶 CT 显示左眼前节高密度影

【诊断】

左眼角膜穿通伤；左眼前房异物；左眼外伤性白内障。

【治疗经过】

因患者左眼角膜穿通伤及前房异物为陈旧性，患者无自觉症状，左眼视力 1.0，因此对于是否取出异物存在不同考虑：①手术取出异物：因眼眶 CT 显示为高密度影，金属可能性大，目前异物已造成前房炎症反应，前房闪辉（＋），若不予以处理后期可能出现眼内炎，届时视力急剧下降，后果更为严重且难以挽回。另外，前房异物和角膜伤口推测为陈旧性，此次装修进入异物仅为诱因，若不取出陈旧性异物，之后炎症反复发作也会影响视力。②保守治疗：左眼视力 1.0，手术取出异物可能造成出血、感染、晶状体混浊加重，手术中牵拉虹膜可能导致术后瞳孔不圆，左眼视力下降，且患者右眼先天性视力差，为"独眼"患者，患者要求左眼术后视力维持现状。鉴于此例患者的特殊性，与患者及家属进行了反复、充分的沟通及利弊分析，需在患者及家属均能接受术后可能视力下降的风险的前提下才能进行手术操作，最终患者及家属均要求手术取出异物，并愿意承担相应的风险。因此，给予患者在局部麻醉下行左眼前房异物取出＋前房成形术，手术过程顺利，术中见左眼前房异物被机化膜包裹，与虹膜粘连不紧密，完整取出机化膜包裹的细小金属异物，未发生虹膜过度牵拉或出血，也未损伤晶状体。

【随访】

术后第 1 日，患者左眼视力 1.0，眼压正常，复查眼部 B 超显示双眼玻璃体轻度混浊（图 28 - 4），出院后门诊复查均病情平稳无特殊。

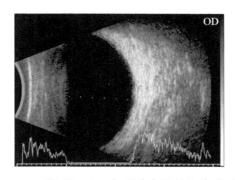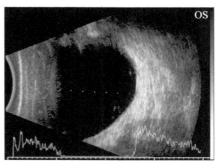

图 28 - 4　左眼前房异物取出术后，B 超显示双眼玻璃体轻度混浊

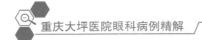

病例分析

眼内异物是眼外伤的常见合并症，是常见的致盲性疾病，早期的正确诊断、定位，尽早取出异物对于患者的预后具有重要临床意义。但某些情况下，如患者外伤史不明确、患者伤后无眼部症状未就诊、患者以眼部其他疾病就诊时，可能会出现眼内异物被漏诊、误诊的情况，延误最佳治疗时机。当临床工作中发现曾被漏诊的陈旧性眼内异物时，应积极予以治疗，避免出现更为严重的后果。在开放性眼外伤中，眼内异物的比例为 18%~41%，在异物性质中最常见的是金属类异物，其中铁异物除了可能引起眼内感染，其在眼内长期存留还可能导致眼铁质沉着症，氧化铁能溶于组织内与组织蛋白结合，形成一种铁蛋白化合物沉积于组织内并对其产生锈染侵害，可表现为角膜斑翳、瞳孔变形、虹膜粘连、白内障、视网膜脉络膜萎缩、视神经萎缩等，严重损害视功能，应尽早将异物取出。

此外，非磁性异物也应及时取出。2015 年报道了一例残留 24 年的球内非磁性异物的病例，该病例中患者 24 年前换灯泡时被灯泡炸伤，伤后 24 年才出现视力下降遂至医院就诊，专科检查、眼部 B 超及眼眶 CT 提示眼内异物、外伤性白内障，行患眼晶状体切除＋玻璃体切除＋眼内异物取出术，术中取出玻璃样异物，异物位于视网膜前，所幸尚未引起视网膜裂孔、脱离。

在临床工作中，会有部分患者由于外伤史不明确、受伤部位隐匿、眼部无症状或医生检查不仔细等原因导致伤后早期眼内异物被漏诊，但陈旧性眼内异物可在受伤后引起各种眼部并发症。

陈旧性或隐匿性眼内异物需与以下疾病进行鉴别：①外伤性白内障，若不明原因且怀疑异物存留，需完善眼眶 CT 加以鉴别；②反复发作性葡萄膜炎，应仔细询问病史，除外系统性疾病，还有可能是眼内异物存留引起葡萄膜炎反复发作；③单眼高眼压症，若患者有外伤史、单眼高眼压症，也需考虑眼内异物的可能性；④眼内炎，多继发于眼部外伤、眼科手术后，特别是外伤后眼内炎需特别警惕眼内异物残留。一项研究观察了早期漏诊的 38 例陈旧性眼内异物患者，后期出现症状就诊时眼部并发症包括外伤性白内障、铁锈症或铜锈症、继发性青光眼、牵拉性视网膜脱离、反复发作的葡萄膜炎和眼内炎等，提示在临床工作中，详细的病史采集、仔细的眼部查体非常重要，尽可能减少漏诊、误诊，保护患者的视功能。对于本病例，患者有双眼反复外伤史，但均因无症状未就诊，此次再次出现异物溅入患眼被家属催促就诊，专科检查发现前房内异物，经过充分医患沟通后行前房异物取出术，避免了金属异物的继续存留引起眼内炎、眼铁质沉着症等严重后果。

🏥 病例点评

眼球内细小异物可能会被漏诊，仔细地查体、病史询问非常重要，如本例中患者角膜细小瘢痕、虹膜表面机化膜均提示前房异物可能，借助眼眶 CT 及眼部 B 超可辅助诊断异物位置、性质等。

对于工人（如本例中装修工人）出现单眼不明原因反复发作性葡萄膜炎、白内障、青光眼、视网膜脱离，无论有无明确外伤史，均应考虑眼内异物滞留的可能性，以免漏诊、误诊。

眼内异物无论是磁性还是非磁性物质，异物的残留均可能导致眼内感染造成严重后果，被发现后建议尽早手术取出，手术前充分评估取出异物过程中可能出现的并发症，尽可能减少二次伤害。

眼科手术很精细，对于手术时机及手术方式的选择，除了需要手术医生专业知识的判断，充分地手术前利弊评估及医患沟通也非常重要。

参考文献

1. LOPORCHIO D, MUKKAMALA L, GORUKANTI K, et al. Intraocular foreign bodies：A review. Survey of Ophthalmology, 2016, 61(5)：582 – 596.

2. MALCOLM G L WOODCOCK, ROBERT A H SCOTT, JULIE HUNTBACH, et al. Mass and shape as factors in intraocular foreign body injuries. Ophthalmology, 2006, 113 (12)：2262 – 2269.

3. YING Z, MAONIAN Z, CAIHUI J, et al. Intraocular foreign bodies in China：clinical characteristics, prognostic factors, and visual outcomes in 1421 eyes. American Journal of Ophthalmology, 2011, 152(1)：6 – 73.

4. 邵铁军, 张秀萍, 任桂芳. 眼铁锈症的临床分析. 中国中医眼科杂志, 2004, 4：5 – 6.

5. 赵丽莹. 20 例眼球铁锈症的临床分析. 中国医药指南, 2012, 10 (26)：106 – 107.

6. 徐鸿美, 卜曙旸. 眼球内非磁性异物残留 24 年一例. 中华实验眼科杂志, 2015, 33 (3)：288.

7. 李娟娟, 黎铧, 胡竹林. 陈旧性眼内异物眼部并发症的临床观察. 临床眼科杂志, 2009, 17(3)：236 – 237.

（胡宗莉　整理）

病例 29 眼铁质沉着症

病历摘要

【基本信息】

患者，男性，29 岁。

主诉：左眼被铁屑击伤 1 年余，视物模糊 1 月余。

现病史：患者 1 年前工作时左眼被铁屑击伤，伤后自觉左眼疼痛、流泪，于当地医院行局部抗炎、抗感染点眼治疗，未行手术治疗。1 个月前患者出现左眼视物模糊，无眼红、眼痛、眼胀等症状。

既往史：无特殊。

个人史：无特殊。

【眼科检查】

视力（裸眼）：右眼 0.4，左眼手动/40 cm；眼压：右眼 16.7 mmHg，左眼 10.1 mmHg；右眼外眼未见明显异常，结膜无充血，角膜透明，KP（－），前房深度正常，Tyn（－），虹膜纹理清，未见粘连、新生血管，瞳孔圆，直径约 3 mm，对光反射存在，晶状体透明，玻璃体轻度混浊，眼底视乳头色可界清，视网膜平伏在位，黄斑中心凹反光弱；左眼外眼未见明显异常，结膜无充血，角膜透明，KP（－），前房深度正常，Tyn（－），虹膜纹理清，未见粘连、新生血管，瞳孔圆，直径约 3 mm，对光反射存在，晶状体全白色混浊，表面见铁锈色沉着物，玻璃体及眼底窥不清。

【辅助检查】

眼前段照相可见左眼晶状体表面铁锈色沉着物（图 29 - 1）。

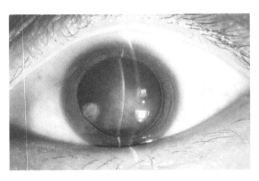

图 29 - 1　左眼前段照相

眼眶 CT 显示左眼球内小结节状致密影（图 29 - 2）。

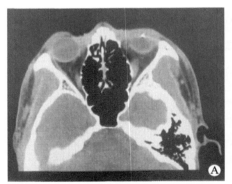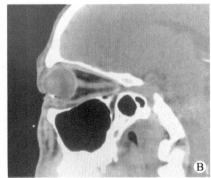

A. 横断面；B. 矢状位。

图 29 - 2　眼眶 CT

B 超检查显示左眼玻璃体腔内较强回声（图 29 - 3）。

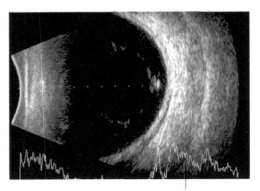

图 29 - 3　左眼 B 超

【诊断】

左眼眼内异物；左眼外伤性白内障；左眼铁质沉着症。

【治疗经过】

排除手术禁忌后行左眼玻璃体切割＋晶状体切除＋眼内异物取出＋视网膜光凝＋虹膜周切＋硅油填充术治疗，术中见晶状体皮质全白色混浊，前囊膜表面有铁锈色沉着物，玻璃体混浊，下方眼底锯齿缘处可见小片状金属异物嵌顿于视网膜，异物周边视网膜呈小片状变性坏死，后极部视网膜多处散在片状瘢痕，全周周边部视网膜溶解样坏死，上方及颞上方可见条状及圆形裂孔。术后给予醋酸泼尼松滴眼液、左氧氟沙星滴眼液、复方托吡卡胺滴眼液、妥布霉素眼膏局部治疗。术后第5日复查。视力：右眼0.4，左眼数指/20 cm；眼压：右眼14.2 mmHg，左眼19.0 mmHg；右眼查体同术前。左眼外眼无明显异常，结膜充血，角膜透明，KP(－)，前房深度正常，Tyn(＋)，虹膜纹理清，未见粘连、新生血管，瞳孔圆，药物性散大约6 mm，晶状体缺如，玻璃体腔硅油填充，隐约见眼底视网膜在位。

【随访】

术后1个月患者复查。视力（裸眼）：右眼0.4，左眼0.02；眼压：右眼13.8 mmHg，左眼19.7 mmHg。右眼前后段未见明显炎症。左眼结膜充血，角膜透明，KP(－)，前房深，Tyn(－)，瞳孔对光反射可，晶状体缺如，玻璃体腔硅油填充，隐约见视网膜在位。患者眼底广角照相显示左眼视网膜在位，可见陈旧性激光斑（图29－4）。左眼OCT显示黄斑中心凹神经上皮层变薄，椭圆体带及嵌合带反射减弱（图29－5）。

笔记

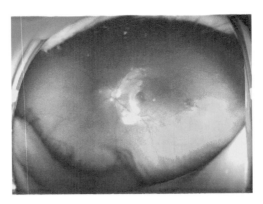

图 29 - 4　术后 1 个月左眼眼底广角照相

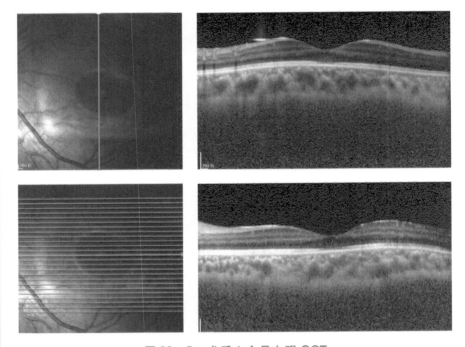

图 29 - 5　术后 1 个月左眼 OCT

病例分析

　　眼铁质沉着症绝大部分由眼外伤所致的眼内异物滞留引起，可于眼球穿通伤发生后的 18 天至数年后发病。在 18% ~ 41% 的眼球穿通伤中可发现眼内异物，金属异物约占眼内异物的 78% ~ 86%，其中铁是最常见的金属异物，其次是铅。58% ~ 88% 的由外伤引起的眼内异物最终停留在眼后段，其中位于玻璃体腔内的约占 61%，位于视网膜内的约占 14%。据报道该病患者以青壮年男性居多。

眼铁质沉着症可引起广泛的视网膜变性和视网膜血管病变，其确切机制尚不清楚，研究表明，铁离子通过 Fenton 反应产生的自由基可导致视网膜细胞发生氧化损伤，另外，细胞内过量的含铁蛋白聚积形成的"含铁小体"也会破坏溶酶体，导致大量酶被释放到细胞质中，造成组织损伤。上述病理过程最终表现为视网膜光感受器细胞和视网膜色素上皮细胞等视网膜外层结构的核固缩和变性。该类病理反应主要发生在距离眼内异物较近的部位，也被称为直接铁质沉着症。而间接铁质沉着症发生在距离眼内异物较远的部位，主要表现为视网膜血管的损伤，可能是由于铁与血管外膜酸性黏多糖亲和力高而导致的巨噬细胞活性失调及毒性微血管病变所致，这一现象最终导致内层视网膜的变性。

眼铁质沉着症患者最初的临床表现主要有视力逐渐下降和夜盲症，眼前段受累的患者可表现为前房积血、虹膜异色症、瞳孔散大、铁质沉着性白内障、晶状体脱位和继发性开角型青光眼。伤及眼后段的患者，可表现为视网膜色素变性、视网膜小动脉变窄等类似于视网膜色素变性的临床表现。部分病例也可表现为视神经病变、视盘水肿及黄斑囊样水肿。位于视网膜内的眼内异物可导致视网膜前膜、增生性玻璃体视网膜病变、视网膜脱离的发生率增加。眼内炎是眼铁质沉着症最严重的并发症，据报道，不伴有眼内异物的开放性眼外伤病例中发展为眼内炎的比例为 2.1% ~ 4.4%，相比之下，伴有眼内异物的开放性眼外伤 3.8% ~ 13.0% 的病例最终会发展为眼内炎。

眼眶 CT 是检测眼内金属异物的金标准，它可以提示异物的相对位置（眼内、眼外或眼后），以及显示异物的大小。此外，B 超、UBM、OCT 等检查也可辅助诊断。全视野视网膜电图可用于评估视网膜铁损伤，通常显示为视锥、视杆细胞的功能异常。

利用手术取出异物为眼铁质沉着症的主要治疗方法。目前多采用玻璃体切割的方式，使用镊子或眼内磁铁取出异物。对于急性期的患者，还应视情况注射破伤风免疫球蛋白及给予全身和局部的广谱抗生素治疗。该病的预后受多种因素影响。例如，眼内异物位于眼后段、眼内异物滞留时间过长、眼内异物体积较大、发病时年龄较小、并发视网膜脱离或者眼内炎、多次手术等均与较差的预后相关。

本例患者有左眼被铁屑击伤后视力逐渐下降的病史，病程较长，查体可见左眼晶状体表面铁锈色沉着物，CT 提示左眼眼内异物，B 超检查提示左眼玻璃体腔内较强回声，结合病史、体格检查和影像学检查可确诊左眼铁质沉着症。

病例点评

眼铁质沉着症绝大多由眼外伤导致的眼内异物滞留引起，可于眼球穿通伤发生后的 18 天至数年后发病。

眼铁质沉着症患者可有多种临床表现，包括视力下降、夜盲症、前房积血、虹膜异色症、瞳孔散大、铁质沉着性白内障、晶状体脱位、继发性开角型青光眼、视网膜色素变性、视网膜小动脉变窄、视神经病变、视盘水肿及黄斑囊样水肿等。

眼眶 CT 是检测眼内金属异物的金标准，B 超、UBM、OCT、电生理等检查也可辅助诊断。

　　手术取出异物为眼铁质沉着症的主要治疗方法，目前多采用玻璃体切割的方式，使用镊子或眼内磁铁取出异物；针对急性期的患者，还应视情况注射破伤风免疫球蛋白及给予全身和局部的广谱抗生素治疗。

参考文献

1.　ZHU L, SHEN P, LU H, et al. Ocular trauma score in siderosis bulbi with retained intraocular foreign body. Medicine (United States), 2015, 94 (39): e1533.

2.　KANNAN N B, ADENUGA O O, RAJAN R P, et al. Management of ocular siderosis: visual outcome and electroretinographic changes. Journal of Ophthalmology, 2016, 2016: 7272465.

3.　WU T T, KUNG Y H, SHEU S J, et al. Lens siderosis resulting from a tiny missed intralenticular foreign body tsung-tien. J Chin Med Assoc, 2009, 72 (1): 42 – 44.

4.　CASINI G, SARTINI F, LOIUDICE P, et al. Ocular siderosis: a misdiagnosed cause of visual loss due to ferrous intraocular foreign bodies-epidemiology, pathogenesis, clinical signs, imaging and available treatment options. Documenta Ophthalmologica, 2021, 142 (2): 133 – 152.

5.　TAWARA A. Transformation and cytotoxicity of iron in siderosis bulbi. Investigative Ophthalmology and Visual Science, 1986, 27 (2): 226 – 236.

6.　MASCIULLI L, ANDERSON D R, CHARLES S. Experimental ocular siderosis in the squirrel monkey. American Journal of Ophthalmology, 1972, 74 (4): 638 – 661.

7.　CIBIS P A, YAMASHITA T. Experimental aspects of ocular siderosis and hemosiderosis. American Journal of Ophthalmology, 1959, 48 (5 PART 2): 465 – 480.

8.　DOWLUT M S, CURRAGH D S, NAPIER M, et al. The varied presentations of siderosis from retained intraocular foreign body. Clinical and Experimental Optometry, 2019, 102 (1): 86 – 88.

9.　MUMCUOGLU T, OZGE G, SOYKUT B, et al. An animal model (guinea pig) of ocular siderosis: histopathology, pharmacology, and electrophysiology. Current Eye Research, 2015, 40(3): 314 – 320.

10. YAMAGUCHI K, TAMAI M. Siderosis bulbi Induced by Intraocular Lens Implantation. Ophthalmologica, 1989, 198(3): 113 – 115.

11. PASTOR J C, ROJAS J, PASTOR-IDOATE S, et al. Proliferative vitreoretinopathy: a new concept of disease pathogenesis and practical consequences. Progress in Retinal and Eye Research, 2016, 51: 125 – 155.

12. SANDHU H S, YOUNG L H. Ocular siderosis. Int Ophthalmol Clin, 2013, 53 (4): 177 – 184.

13. KUHN F, KOVACS B. Management of postequatorial magnetic intraretinal foreign bodies. International Ophthalmology, 1989, 13(5): 321 – 325.

14. SLUSHER M M, SARIN L K, FEDERMAN J L. Managment of intraretinal foreign bodies. Ophthalmology, 1982, 89(4): 369 – 373.

15. DEHGHANI A R, REZAEI L, SALAM H, et al. Post traumatic endophthalmitis: incidence and risk factors. Global Journal of Health Science, 2014, 6(6): 68 – 72.

16. IMAIZUMI M, MATSUMOTO C S, YAMADA K, et al. Electroretinographic assessment of early changes in ocular siderosis. Ophthalmologica, 2000, 214(5): 354 – 359.

17. SINGH R, BHALEKAR S, DOGRA M R, et al. 23-gauge vitrectomy with intraocular foreign body removal via the limbus: an alternative approach for select cases. Indian Journal of Ophthalmology, 2014, 62(6): 707 – 710.

18. KUNIKATA H, UEMATSU M, NAKAZAWA T, et al. Successful removal of large intraocular foreign body by 25-gauge microincision vitrectomy surgery. Journal of Ophthalmology, 2011, 2011: 1 – 4.

19. SZIJÁRTÓ Z, GAÁL V, KOVÁCS B, et al. Prognosis of penetrating eye injuries with posterior segment intraocular foreign body. Graefe's Archive for Clinical and Experimental Ophthalmology, 2008, 246(1): 161 – 165.

20. ZHANG Y, ZHANG M, JIANG C, et al. Intraocular foreign bodies in China:

clinical characteristics, prognostic factors, and visual outcomes in 1421 eyes. American Journal of Ophthalmology, 2011, 152(1): 66 – 73.

（谭笑　整理）

病例 30　睫状体脱离

病历摘要

【基本信息】

　　患者，女性，25 岁。

　　主诉： 左眼外伤后低眼压伴视力下降半年余。

　　现病史： 患者因车祸气囊击伤左眼致外伤性睫状体脱离，于当地医院先后 3 次行睫状体缝合术，前后历时半年。半年中眼压波动范围：右眼 12 ~ 15 mmHg，左眼 7 ~ 9 mmHg。

　　既往史： 无特殊。

　　个人史： 无特殊。

【眼科检查】

　　矫正视力：右眼 0.8，左眼 0.3。右眼无充血，角膜透明，前房轴深 3 CT，瞳孔 3.5 mm，对光反射灵敏，晶状体透明。眼底：视乳头边界清晰，C/D 0.3，视乳头颞侧弧形斑，黄斑中心凹反光存在。左眼睫状充血（＋），角膜透明，前房轴深 2 CT，瞳孔约 4.5 mm，对光反射迟钝，晶状体透明。眼底：视乳头水肿，边界不清，黄斑中心凹反光消失。

笔记

271

【辅助检查】

入院前 UBM（图 30 - 1）：受伤后眼压 7.3 mmHg，第 1 次手术后眼压 16.1 mmHg；第 2 次手术前眼压 9.0 mmHg，手术后眼压 14.4 mmHg；第 3 次手术前眼压 8.4 mmHg，手术后眼压17.6 mmHg；本次入院眼压 7.9 mmHg。

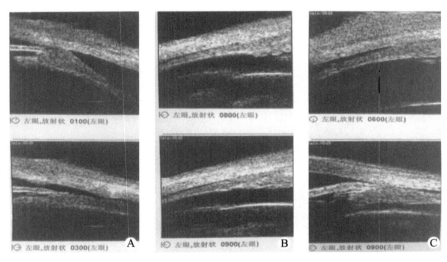

A. 术前；B. 第 1 次术后；C. 第 2 次术后。

图 30 - 1　入院前 UBM

眼前节照相（图 30 - 2）：左眼睫状充血(+)，角膜透明，前房较右眼浅，瞳孔较右眼略大，对光反射迟钝。

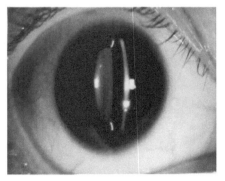
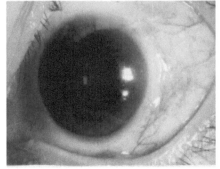

图 30 - 2　眼前节照相

眼底照相（图 30 - 3）：右眼底正常，左眼视乳头水肿，边界
不清，黄斑中心凹反光不清。

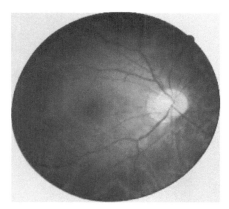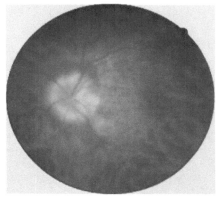

图 30 - 3　眼底照相

OCT 检查（图 30 - 4）：右眼正常，左眼黄斑区视网膜锯齿状，
中心凹形态不规则，视盘水肿。

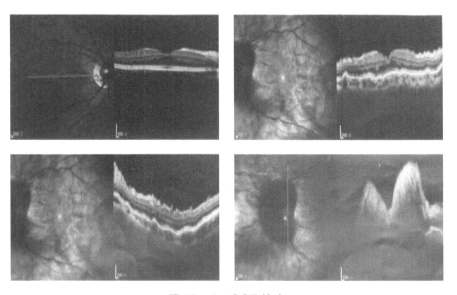

图 30 - 4　OCT 检查

B 超检查（图 30 - 5）：右眼球壁增厚，脉络膜浅脱离，视乳头
隆起。

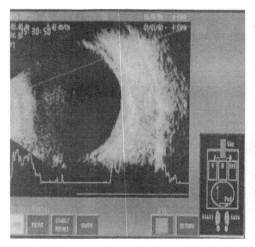
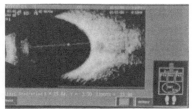
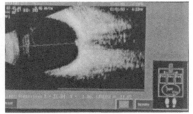

图 30 - 5　B 超检查

UBM（图 30 - 6）：左眼多个象限睫状体脱离。

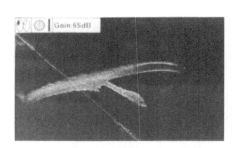
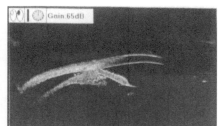
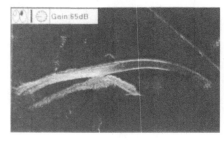
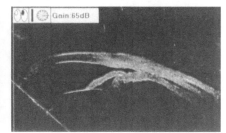

图 30 - 6　入院后 UBM

【诊断】

左眼睫状体脱离；左眼睫状体脱离修复术后。

【治疗经过】

在局部麻醉下行左眼睫状体间断缝合术（具体操作方法见后：睫状体脱离的手术治疗）。术后给予地塞米松 5 mg 每日 1 次静脉滴注，阿托品眼膏涂左眼 1 次/晚，妥布霉素地塞米松滴眼液点左眼 3 次/日、眼膏涂左眼 1 次/晚。检测眼压术前 7.2 mmHg，手术后第 1 日 16.2 mmHg，手术后第 2 日 14.9 mmHg，手术后第 3 日 13.5 mmHg，手术后第 4 日 15.4 mmHg，手术后第 5 日停用静脉滴注地塞米松，手术后第 7 日出院时眼压 13.6 mmHg。

手术后 1 个月复诊，左眼矫正视力 0.6，无充血，角膜透明，前房轴深 3 CT，瞳孔药物性散大，晶状体透明，视乳头边界清晰，C/D 约 0.3，黄斑中心凹反光未见，眼压：右眼 15.6 mmHg，左眼 14.1 mmHg。

【随访】

手术后 1 个月复诊。门诊查 UBM 及 OCT（图 30 - 7、图 30 - 8）。

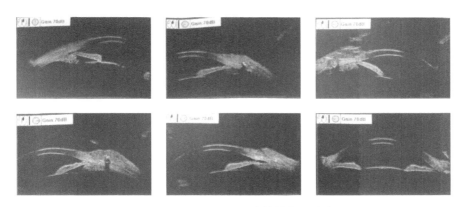

图 30 - 7　UBM 显示睫状体复位良好

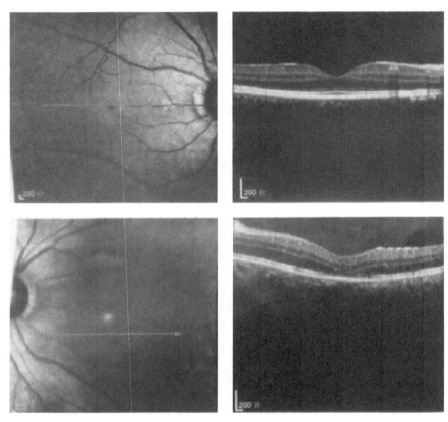

图 30 - 8　OCT 显示左眼黄斑区视网膜皱褶明显减轻，
中心凹形态几乎恢复正常

病例分析

　　睫状体、脉络膜与巩膜在解剖上有脱离的潜在风险。当睫状体纵行肌与巩膜突之间发生分离，即称为睫状体脱离。睫状体脱离常见原因为眼外伤或内眼手术。

　　睫状体脱离后眼压降低的机制：房水分泌功能减低；房角损伤；房水经分离处间隙进入脉络膜上腔。临床见虹膜睫状体炎、视乳头及黄斑水肿、浅前房、散光、调节下降等，持续低眼压对视功能造成极大损伤。

从睫状体与巩膜突、巩膜、前房之间的关系，特征性体征及辅助检查等方面可对睫状体脱离与分离进行鉴别（表30-1）。

表30-1　睫状体脱离与睫状体分离鉴别

	睫状体分离	睫状体脱离
睫状体与巩膜突	分开、无粘着	粘着、未分开
睫状体与巩膜	完全分开	部分分开
脉络膜上腔与前房	相通	未相通
特征性体征	房角镜下见巩膜突后巩膜裸露，UBM可见前房角与脉络膜上腔交通	眼B超、UBM可见脉络膜上腔积液
辅助检查	房角镜检、UBM	眼部B超、UBM

（1）睫状体脱离临床表现：①持续低眼压。②浅前房，或前房各象限深浅不一。③视力下降，由于低眼压造成的晶状体悬韧带松弛，呈现近视状态。④后极部水肿，视网膜皱褶。⑤房水循环障碍，引起屈光间质营养障碍，出现混浊，严重者眼球萎缩。

（2）睫状体脱离的辅助检查：①房角镜检查：是传统的检查方法，但因低眼压，检查较困难。②超声生物显微镜检查：非接触检查方法，能够清楚显示睫状体脱离的位置、范围等信息，目前临床广泛使用。③光学相干断层扫描：与超声生物显微镜检查的结果一致性较高，无须水浴，患者舒适性更好。④眼部B超、巩膜透照法、MRI等。

（3）睫状体脱离可采用以下方式治疗：①药物治疗：脱离范围<30°时经药物治疗多可恢复，>70°建议行手术治疗。在睫状体脱离早期，使用散瞳剂、甘露醇、糖皮质激素等有利于脱离闭合。如伤后1个月仍不能复位的睫状体脱离，应行手术治疗。②手术治

笔记

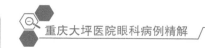
疗。手术时机的选择：目前存在较大争议。有学者认为可观察6个月，也有学者认为应尽早手术，以避免低眼压造成永久的视网膜损害。睫状体脱离的手术方式有睫状体缝合术、经巩膜睫状体冷凝、经巩膜透热疗法和睫状体电凝等。

目前手术治疗主要采用睫状体缝合术，通常采用间断缝合，缝合范围一般不超过180°，否则可能出现术后持续高眼压。

睫状体缝合可能因缝线松脱、缝线间隔过远、缝合范围不足等导致复位失败。本例患者既往曾3次行睫状体缝合术，术后眼压均不能维持，考虑与缝合间隔过远、未能准确定位脱离范围等有关。

当睫状体缝合范围过大，可能出现眼压增高。部分患者眼压一过性增高，给予缩瞳和激素抗炎处理很快回落，少数患者可出现顽固性高眼压，严重者需要拆除部分缝线。

此外，睫状体缝合术还存在睫状体损伤、出血、疼痛等潜在风险。

📋 病例点评

UBM和前节OCT是确诊睫状体脱离的可靠辅助检查。

睫状体脱离的治疗棘手，非侵入式操作的疗效不确切，睫状体缝合操作复杂，易出现术后并发症。

本例患者先后经过4次睫状体脱离复位手术才治愈，考虑之前手术失败可能是因为缝线松脱、缝线间隔过远或缝合范围不足，提示在处理睫状体脱离时应准确定位脱离部位和范围，术中缝线深度合适，以降低二次手术的概率。

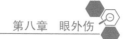

参考文献

1. IOANNIDIS A S, BARTON K. Cyclodialysis cleft：causes and repair. Curr Opin Ophthalmol, 2010, 21(2)：150 – 154.

2. CASTILLO CAPPONI F, ROMERA ROMERO P, BROC ITURRALDE L, et al. Management of cyclodialysis cleft with transscleral cryotherapy. Arch Soc Esp Oftalmol (Engl Ed), 2021：S0365 – 6691(21)00051-4.

3. POPOVIC M, SHAREEF S, MURA J J, et al. Cyclodialysis cleft repair：A multi-centred, retrospective case series-Response. Clin Exp Ophthalmol, 2019, 47(2)：304 – 308.

4. LACORZANA J, LANZAGORTA-ARESTI A. Evolution of cyclodialysis cleft after transscleral diode cyclophotocoagulation on multimodal imaging. J Fr Ophtalmol, 2021, 44(10)：1613 – 1615.

5. ZHENG D P, DAI D N, MI L, et al. Cyclopexy on cyclodialysis cleft guided by anterior segment optic coherence tomography. Zhonghua Yi Xue Za Zhi, 2018, 98 (48)：3921 – 3924.

6. GONZÁLEZ-MARTÍN-MORO J, CONTRERAS-MARTÍN I, MUÑOZ-NEGRETE F J, et al. Cyclodialysis：an update. Int Ophthalmol, 2017, 37(2)：441 – 457.

7. LIU X, THUNG E G, CAPRIOLI J, et al. Combined Ab externo cyclopexy and cryopexy in cyclodialysis cleft repair. J Glaucoma, 2019, 28(6)：568 – 574.

8. KARKHUR S, VIGIL E, SHENOY P, et al. Cyclodialysis cleft repair with scleral band-buckle encirclage without cryopexy in the management of traumatic hypotony maculopathy. Am J Ophthalmol Case Rep, 2020, 20：100946.

9. WANG C, PENG X Y, YOU Q S, et al. Internal cyclopexy for complicated traumatic cyclodialysis cleft. Acta Ophthalmol, 2017, 95(6)：639 – 642.

10. WANG A, ZHAO Z. Vitrectomy with air endotamponade for traumatic cyclodialysis. J Ophthalmol, 2020, 2020：3742306.

11. RODRIGUES I A, SHAH B, GOYAL S, et al. Gonioscopically guided nonpenetrating cyclodialysis cleft repair：A novel surgical technique. J Curr

笔记

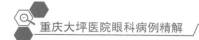

Glaucoma Pract, 2017, 11 (1): 31 – 34.

12. PINHEIRO-COSTA J, MELO A B, CARNEIRO Â M, et al. Cyclodialysis cleft treatment using a minimally invasive technique. Case Rep Ophthalmol, 2015, 6 (1): 66 – 70.

13. RAZEGHINEJAD M R. Comment on internal cyclopexy for complicated traumatic cyclodialysis cleft. Acta Ophthalmol, 2018, 96 (8): e1046.

14. JEONG J H, JEOUNG J W, MOON N J. Magnetic resonance imaging of cyclodialysis cleft before and after cyclopexy. J Glaucoma, 2017, 26 (1): e15 – e18.

15. MORIN A, DELBARRE M, FRIANG C, et al. Cyclodialysis, a therapeutic challenge: review of the literature on current practices. J Fr Ophtalmol, 2019, 42 (8): 852 – 863.

（刘华　整理）